／ハイフレックス型授業のための／

子どもの健康と安全　〈資料集〉

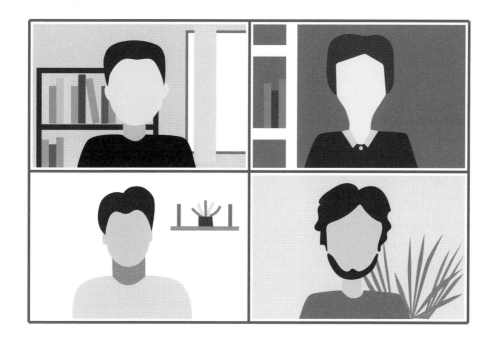

ななみ書房編集部　編

ななみ書房

もくじ

授業目的公衆送信補償金制度について

　授業目的公衆送信補償金制度は，2018 年 5 月の法改正で創設された制度で，改正著作権法が 2020 年 4 月 28 日に施行されてスタートしました。

　教育の ICT 化が進む中で著作物の円滑な利活用を促し教育の質の向上を図ることを目的とした制度です。

　従来の著作権法では，学校等の教育機関における授業の過程で必要かつ適切な範囲で著作物等のコピー（複製）や遠隔合同授業における送信（公衆送信）を著作権者等の許諾を得ることなく，無償で行うことができました（いずれの場合も著作権者の利益を不当に害する利用は対象外です）。

　2018 年の法改正で，ICT を活用した教育での著作物利用の円滑化を図るため，これまで認められていた遠隔合同授業以外での公衆送信についても補償金を支払うことで無許諾で行うことが可能となりました。

　具体的には，学校等の教育機関の授業で，予習・復習用に教員が他人の著作物を用いて作成した教材を生徒の端末に送信したり，サーバにアップロードしたりすることなど，ICT の活用により授業の過程で利用するために必要な公衆送信について，個別に著作権者等の許諾を得ることなく行うことができるようになります。ただ，著作権者等の正当な利益の保護とのバランスを図る観点から，利用にあたっては制度を利用する教育機関の設置者が，全国で唯一文化庁長官が指定する SARTRAS に補償金を支払うことが必要となっています。

一般社団法人　授業目的公衆送信補償金等管理協会

● 保育に関連する各種ガイドラインについて

『子どもの保健』を学ぶにあたり，子どもの命と健康を守るために作られたいくつかのガイドラインを理解することが望まれている。

これらのガイドラインは，保育の質の確保と向上のため関係省庁が施設長・医師・看護師・研究者・保護者などを招集して検討会を行い調査研究の元に作成されている。すなわち，現場の声を聴き関係専門職が検討して保育者が具体的な対応方法と取り組みを共通理解するとともに，保護者も含め保育を取り巻く関係機関が連携しながら組織的に取り組むことができるようにしている。このことは，幼稚園や各種子ども園などで保育をする場合でも直属の法令を遵守するとともに重要である。

保育所における感染症対策ガイドライン →
- 乳幼児の特性を踏まえた，保育所における感染症対策の基本を示している

  具体的な感染症と主な対応・保育所における消毒の種類と方法・子どもの病気・医師の意見書及び保護者の登園届など
  （厚生労働省　2018 年改訂版）

保育所におけるアレルギー対応ガイドライン →
- アレルギー疾患を有する子どもの適切な対応方法や保育での取り組みを示している

  各種アレルギー疾患の実態・アレルギー疾患各論・食物アレルギーへの対応・アレルギー疾患の共通理解と関係者の役割など
  （厚生労働省　2019 年改訂版）

保育所における食事の提供ガイドライン →

- 乳幼児の発育及び発達の過程に応じて計画的な食事の提供や食育の実施、食に関わる環境の配慮などを示している

  子どもの食をめぐる現状・食事の提供の意義・食事の提供の具体的な在り方・食事の提供の評価についてなど
  （厚生労働省　2013 年）

教育，保育施設などにおける事故防止および事故発生時の対応のためのガイドライン →

- 教育・保育施設での重大な事故防止及び事故発生時の対応を示している

  事故発生防止（予防）のための取り組み・事故再発防止のための取り組み・事故発生時の段階的な対応など
  （内閣府　文部科学省　厚生労働省　2016 年版）

★各種ガイドラインは改訂されるため，最新のものを確認する

1 − 101　環境の３つの視点

人的環境	保育士，幼稚園教諭などの保育職員，調理師，栄養士，看護師，事務職員など
物的環境	保育室，園庭，遊具など
自然・社会環境	自然，社会，地域など

1 − 102　職員配置基準（保育士）

乳児（０歳児）	おおむね　３人：保育士１人以上
満１歳以上３歳未満の幼児	おおむね　６人：保育士１人以上
満３歳以上４歳未満の幼児	おおむね 20 人：保育士１人以上
満４歳以上の幼児	おおむね 30 人：保育士１人以上

1－103　安全点検チェックリスト

安全点検チェックリスト －施設・設備編　P1－

確認	施設長

点検日	平成　　年　　月　　日	点検者		
場所	点検内容		チェック・㊞	処置等
靴脱ぎ場	床に破損はないか，ささくれはないか			
	床は滑らないか			
靴箱	グラグラして倒れやすくないか			
	配置は適切か（移動式の物）			
廊下・テラス・ベランダ	天井・壁・床に破損はないか，ささくれはないか			
	床は滑らないか			
	雨漏りはないか			
	非常時に邪魔になる物はないか			
	非常口表示灯は消えていないか			
	出入口，窓の鍵はかかるか，開閉はスムーズか			
	窓ガラス，壁にヒビはないか			
	消火器は安全に設置されているか			
	安全柵は破損していないか			
	柵などがある場合，鍵はあるか（子どもが簡単に開けられないようになっているか）			
	ベランダに足掛りになるようなものは置いていないか			
階段	手すりはゆるんでいないか			
	滑らないか			
	雨漏りはないか			
	つまづきやすい物はないか			
	破損している箇所はないか			
	転落防止柵はあるか			
トイレ	便器，ドア，シャワーパン，壁，床，すのこに破損はないか			
	滑らないか，水がたまっていないか			
	水漏れはないか			
	清掃用の薬品は子どもの手の届く所に置いていないか			
保育室	床	破損はないか，ささくれはないか		
		濡れたらすぐに拭きとっているか		
	窓	雨漏りはないか		
		ガラス，窓枠に破損はないか		
		窓から身を乗り出せる台になる物はないか		
	出入口	施錠はあるか		
		指はさみ防止対策があるか		
		戸の開閉はスムーズか		
		危険物，不要物はないか		
		非常口表示灯は消えていないか		

※月1回の安全点検を実施すること

1－104　インフルエンザ（感染症）流行時の保健活動

保育施設においては，"個"の健康と"集団"の保健両方の視野に立って，一人一人の子どもの健康と安全の見守りとともに，集団としての健康と安全の確保のための保育をすることが重要である。

インフルエンザ（感染症）流行時の保健活動

> 例　インフルエンザの診断を受けて欠席している子が数名いる中，
> 4歳児が38.0度の発熱のため元気がない。

個の対応

- インフルエンザを想定し医務室や休養スペースに隔離する。
- 健康状態を細かく観察し症状に応じて対応（冷却枕の使用・保温・水分補給など）する。
- 保護者に連絡し速やかに医師の診察が受けられるようにする。

集団の対応

- 各クラスの子どもたちの健康状態（熱・せき・鼻水など）を確認する。
- このシーズンのインフルエンザに罹った子や予防接種の有無を把握する。
- インフルエンザで欠席の多いクラスや乳児クラスの保育方法を検討する（複数クラス，あるいは全園的な活動の制限）。
- 保護者に保育施設での欠席状況や子どもの症状を丁寧に説明する。
- インフルエンザの発生状況を掲示し保護者全員に伝える。

1－105　健康診断による検査項目

健康診断に使用する物品，各検査の注意点などは，学校保健安全法・学校保健安全法施行令・学校保健安全法施行規則・その他，関連の通達や通知などで定められている。

❶	身長及び体重
❷	栄養状態
❸	脊柱及び胸郭の疾病及び異常の有無並びに四肢の状態
❹	視力及び聴力
❺	眼の疾病及び異常の有無
❻	耳鼻咽頭疾患及び皮膚疾患の有無
❼	歯及び口腔の疾病及び異常の有無
❽	結核の有無
❾	心臓の疾病及び異常の有無
❿	尿
⓫	その他の疾病及び異常の有無

2 - 201　保育室の衛生管理

保育室	●大型教材，小型教材，椅子・棚などの備品が多いため，整理・整頓・清掃に気を配り清潔に心がける。また備品の転倒，落下防止の対策をとり安全を守る。
温度・湿度	●季節に合わせて適切な室温（冬季 20 〜 23℃，夏季 26 〜 28℃）と湿度 60％を保つ。また，定期的に換気（1 時間に 2 回程度）を行う。
採　光	●保育が安全に行われるよう十分な明るさが必要である。室内照明は，照度の下限が 300 ルクス。
騒　音	●保育室は園内外の騒音の影響を受けないこと。窓を閉じているときは 50 デシベル以下が望ましい。
乳児の保育施設	●乳児室，調乳室，沐浴室，トイレなどが近接していることや室内の床，畳，カーペットは乳児の体が直接触れることが多いことから，始業前後の清掃だけでなく汚れたらその都度の清掃や消毒が必要である。

2 - 202　プールの衛生管理

水　質	遊離残留塩素濃度	0.4〜1.0 ppm
	水素イオン濃度	pH5.8以上8.6以下
	濁　度	2度以下
	過マンガン酸カリウム消費量	12 ppm以下
	大腸菌群数	検出されないこと
	一般細菌	200 CFU/ml以下
水　温	水温 [23℃以上] + 気温 = 50℃	

2 - 203　手洗いの方法

清潔の基本である手洗いやうがいについては，成長発達に合わせて大人が全面介助することから始まり，一緒に行い，次には見守る，そして必要な時に自分で行えるよう指導を進めていく。

● 水は必ず流水を用います。溜めた水は決して使用してはいけません。
● 手洗いの方法を次に示します。子どもも職員も習慣づけることが大切です。

❶両手のひらを擦り合わせる

❷手の甲もよく擦り洗いする

❸指先は特に入念に

❹指の間もくまなく洗う

❺親指と手のひらも丁寧に

❻手首も忘れずに

● 〈手洗いの方法〉（以下の手順で 30 秒以上石けんを用いて流水で行いましょう）
①液体石けんを泡立て，手のひらをよくこすります。
②手の甲を伸ばすようにこすります。
③指先とつめの間を念入りにこすります。
④両指を組み，指の間を洗います。
⑤親指を反対の手でにぎり，ねじり洗いをします。
⑥手首を洗い，よくすすぎ，その後よく乾燥させます。

2 - 204　保育所における消毒液の種類と使い方

保育所においては，消毒薬の種類と適切な使い方を把握しておくとともに，子どもたちの手の届かない場所に厳重保管するなど，消毒薬の管理を徹底し，安全の確保を図ることが重要である。

薬品名	次亜塩素酸ナトリウム	逆性石けん	消毒用アルコール
消毒する場所・もの	●調理器具，歯ブラシ，哺乳瓶，便座，ドアノブ，衣類，シーツ，遊具	●手指，沐浴槽，トイレのドアノブ，用具類（足浴バケツ等）	●手指，遊具，便座，トイレのドアノブ
消毒の濃度	● 0.02 %（200ppm）〜 0.1 %（1,000ppm）液での拭き取りや浸け置き	● 0.1 %（1,000ppm）液での拭き取り ●食器の浸け置き：0.02%（200ppm）液	●原液（製品濃度 70 〜 80％の場合）
留意点	●酸性物質と混合すると有毒な塩素ガスが発生する ●金属には使えない ●汚れで消毒効果が低下する ●漂白作用がある	●毒性が高いので誤飲に注意 ●一般の石けんと同時に使うと効果がなくなる	●手あれに注意 ●引火性に注意 ●ゴム製品・合成樹脂等は，変質するので長時間浸さない ●手洗い後，アルコール脱脂綿やウエットティッシュで拭き乾燥させる
有効な病原菌	全ての微生物（ノロウイルス，ロタウイルス）	一般細菌（MRSA 等），真菌	一般細菌（MRSA）結核菌，真菌，ウイルス（HIV を含む）等
消毒液が効きにくい病原体		結核菌，大部分のウイルス	ノロウイルス，ロタウイルス等
その他	●直射日光の当たらない涼しいところに保管する	●希釈液は毎日作りかえる	

（厚生労働省「保育所における感染症対策ガイドライン」2018〈平 30〉一部改変）

2－205　遊具の消毒

遊具の種類と使用方法を考慮して，消毒が必要なもの，洗浄だけで良いものなどに分けて考えることが大事である。また材質や構造によっても，消毒方法を適切に選択する必要がある。

	清潔方法	消毒方法
ぬいぐるみ布類	●定期的に洗濯 ●陽に干す（週1回程度） ●汚れたら随時洗濯	●糞便や嘔吐物で汚れたら，汚れを落とし，200ppmの希釈液*に十分浸し，水洗いする ●色物や柄物には消毒用エタノールを使用 ※汚れがひどい場合には処分する
洗えるもの	●定期的に流水で洗い日光に当てる ●乳児がなめるものは，毎日洗う ・乳児クラス週1回程度 ・幼児クラス3か月に1回程度	●糞便や嘔吐物で汚れたものは，洗浄後に200～1000ppmの次亜塩素酸ナトリウム液に浸し日光に当てる ●色物や柄物には消毒用エタノールを使用
洗えないもの	●定期的に湯拭き又は日光に当てる ●乳児がなめるものは，毎日拭く ・乳児クラス週1回程度 ・幼児クラス3か月に1回程度	●糞便や嘔吐物で汚れたら，良く拭き取り500～1000ppmの次亜塩素酸ナトリウム液で拭き取り日光に当てる
砂　場	●砂場に猫等が入らないようにする ●動物の糞便・尿は速やかに除去 ●遊んだ後はしっかりと手洗い	●掘り起こして砂全体を日光に当てる

＊　希釈液：0.02％（200ppm）の次亜塩素酸ナトリウム消毒液

（厚生労働省「保育所における感染症対策ガイドライン」2018〈平30〉一部改変）

2－206　手指の消毒

手指消毒用のアルコール消毒液を口に含んだりしないよう，保育者の目の届く範囲内で使用させるなど，子どもが安全に利用するための十分な配慮が望まれる。

通　常	●流水，石けんで十分手洗いする
下痢・感染症発生時	●流水，石けんで十分手を洗った後に消毒する ●手指に次亜塩素酸は適さない ●糞便や嘔吐物の処理時は，使い捨て手袋を使用
備　考	●毎日清潔な個別タオル又はペーパータオルを使う ●食事用のタオルとトイレ用のタオルを区別する ●速乾性手指専用消毒液を使用すると便利 ●血液は使い捨て手袋を使用して処理する

（厚生労働省「保育所における感染症対策ガイドライン」2018〈平30〉一部改変）

2 − 207　次亜塩素酸ナトリウムの希釈方法

製品の濃度を確認のうえ，適切な用法や用量に従って使用することが重要である。また，次亜塩素酸ナトリウム消毒液の希釈液は，時間の経過とともに有効濃度が減少することにも留意する。

次亜塩素酸ナトリウム〈市販の漂白剤 塩素濃度約6％の場合〉の希釈方法		
消毒対象	濃度（希釈倍率）	希釈方法
●糞便や嘔吐物が付着した床 ●衣類等の浸け置き	0.1% （1,000ppm）	1Lの水に対して20ml （ペットボトルのキャップ4杯）
●食器等の浸け置き ●トイレの便座，ドアノブ，手すり床等	0.02% （200ppm）	1Lの水に対して4ml （ペットボトルのキャップ1杯）

（厚生労働省「保育所における感染症対策ガイドライン」2018〈平30〉一部改変）

2 - 208　子どもの死因順位

子どもの死亡率は保健環境の改善と医療の進歩によって著しく低下したが，不慮の事故による死亡率が顕在化し，子どもの保健の重要な課題となってきた。

	1位	2位	3位	4位	5位
0歳	先天奇形等	呼吸障害等	不慮の事故	乳幼児突然死症候群	出血性障害等
1〜4歳	先天奇形等	不慮の事故	悪性新生物	心疾患	インフルエンザ
5〜9歳	悪性新生物	不慮の事故	先天奇形等	心疾患	インフルエンザ

（厚生労働省「人口動態統計」2019〈令1〉）

2 - 209　保育中の事故につながる要因

事故要因を理解したうえで，クラス別に発達・行動に即した安全チェック表を作成して，担当する保育者全員で内容を確認しながら，事故防止に活用することが大切である。

● 人的要因
子ども（乳幼児） 　運動発達能力・集中力やその変化・危険の理解・規範や道徳の理解度 　衝動性・攻撃性・緊張・疲労・不安・服装（動きやすさ・フードやひもや大きなかざり・足に合わない動きにくい靴）・髪型や髪留め髪かざり 大人（保育者） 　• 子どもの発達をふまえ危険行動を予測・回避した保育をしているか 　• 個と集団での危険を理解し配慮及び注意をした保育をしているか 　• 全体を見通して、危険の防止・抑制・回避ができるように職員間での共通認識と協力体制があるか
● 環境的要因
保育施設 　屋内外の段差・階段・トイレや水道・ベランダ・テラス・固定遊具 　運動用遊具・玩具・テーブル・机・椅子・プールなど 自然など 　道路や公園やグラウンドなどでの危険な所と不審物（ガラス・たばこ・害虫など）・側溝・池・河川・海・倒木・崖崩れ・四季や天候（風・雨・雪・陽ざしなど）

2－210 こんな事故が起こっています

保育中の事故は，幼稚園・保育所ともに「園舎内」と「園舎外」で発生し，すべり台で最も多く発生しており，週末に事故が多くなる傾向が見られる。

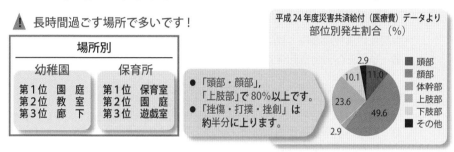

平成 26 年 4 月号

幼稚園・保育所編

幼稚園・保育所教職員向け

こんな事故が起こっています

⚠ 長時間過ごす場所で多いです！

場所別

幼稚園		保育所	
第1位	園 庭	第1位	保育室
第2位	教 室	第2位	園 庭
第3位	廊 下	第3位	遊戯室

- 「頭部・顔部」，「上肢部」で80%以上です。
- 「挫傷・打撲・挫創」は約半分に上ります。

平成 24 年度災害共済給付（医療費）データより
部位別発生割合（%）

2.9 / 11.0 / 10.1 / 49.6 / 23.6 / 2.9

■ 頭部
■ 顔部
■ 体幹部
□ 上肢部
□ 下肢部
■ その他

⚠ すべり台，総合遊具・アスレチック，鉄棒のけがが多いです！

遊具別

幼稚園		保育所	
第1位	すべり台	第1位	すべり台
第2位	総合遊具・アスレチック	第2位	鉄 棒
第3位	鉄 棒	第3位	総合遊具・アスレチック
第4位	雲てい	第4位	砂 場
第5位	砂 場	第5位	雲てい

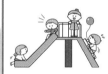

JAPAN SPORT
COUNCIL

（日本スポーツ振興センター　学校安全部 http://www.jpnsport.go.jp/anzen/）

2 - 211　保育施設における危機管理

危機管理の「危機」とは，災害・事件や大きな事故などのように，生命を脅かす事態をいう。「管理」とは，さまざまな仕組みが正常に機能するように調整し，検証することである。

● **危機管理の目的**

　子どもと職員の生命と安全を脅かす出来事を防ぎ，もし発生したときには，その影響を最小限に食い止めることを目的とする。

● **危機管理への取り組み方**

　保育施設の危機管理は，以下のことを念頭に置いて取り組む必要がある。
  ❶ 子どもの健全な発育発達を支援するための保育の一環として取り組む（安全教育や災害に備えた避難訓練など）。
  ❷ 子ども・保護者・職員の三者が相互の信頼関係のもと情報を共有し取り組む（適切な判断・迅速な対応・保護者への誠意ある説明など）。
  ❸ 地域住民や関係機関（医師・学校・公共機関など）との信頼と協力関係の確立に努めながら取り組む。

2−212 子どもたちの生死を分けるホントの話

災害時に，状況に応じた正しい判断や的確な行動をとれるようになるために，定期的な避難訓練や防災点検の実施などを通して，安全対策と防災への対応力を高めておくことが大切である。

じつはこうだった！
子どもたちの生死を分けるホントの話

マニュアルや常識にとらわれて，本当に子どもたちを守ることができるのでしょうか？
時にはしなやかに状況判断することも大切。実際に被災した保育園のお話をまとめました。

これってホント？　「マニュアルや規則を守れば子どもたちは絶対に守れる」

津波に襲われた A 保育所は？

マニュアルや規則が命を脅かすことも,,,

じつは…

マニュアルどおりに子どもを引き渡しても命の保証はありません。「とにかく命を守らなきゃ！」と思って「一緒に逃げましょう」と保護者を説得。集団避難した結果，津波に飲まれず全員が無事でした。

これってホント？「マニュアルにある防災グッズは必ずそろえる」

園が全壊した B 保育所は？

天候や立地の特性など環境が変われば対応策も変わります

じつは…

地震があった日は訓練どおりに，避難車*で子どもたちを無事に避難。園が津波によって壊れてしまい，違う場所で保育を再開したんです。でも新しい所は道が悪く，避難車を使った避難は無理。「どんな所でも避難車があればいいわけじゃなく，環境に合わせた安全対策が必要」と実感しました。

これってホント？ 災害がおこったら指定された避難場所にすぐ逃げる

頑丈な C 保育所は？

施設，設備によっても対応策が変わります

じつは…

災害がおきても，すぐには指定の避難場所に移動しないほうがいいことも。震災の日，園の周りでは道路に凹凸ができ，建物のガラスが散乱していました。「地盤も建物もしっかりしてるから，園舎にいるのがいちばん安全」と判断。火災などの危険がなければ，園にいて様子を見るのを基本にしようと考えてます。

これってホント？ 経験も訓練も積んでいるからうちの職員だけで大丈夫

園児数の多い D 保育所は？

子どもの数，地域や保護者の協力度合いが生死を分けることも

じつは…

今回の津波が来たとき，たまたま残っている子どもの数が10名を切っていたので，職員だけで無事に命を守れました。でも，「もし，子どもが90名いる時間だったら？」と考えると，私たちだけで安全に避難するのは難しかったかも。地域の人たちの協力が必要だって強く感じました。

*避難車：各自治体によって定義は多少異なるが，お散歩カー（大型乳母車）と幼児を乗せる避難車との違いは，①シートがない箱型で多人数を乗せることができること，②折りたたみタイプではないこと，③ノーパンクタイヤであること，④防災シートであること，これを満たしているものは保育園での防災助成金制度の対象となる。

（経済産業省「保育施設のための防災ハンドブック」2012〈平 24〉）

2－213　避難訓練の年間計画例

防災計画をもとに，保護者や地域及び市区町村の防災課・消防署・警察署などと協力して行う総合的な防災訓練と，各種の災害を想定した個別の避難訓練を年間で計画する。

月	設定	ねらい	幼児の活動	留意点
4月	地震	・職員が子どもの生活を守る使命を認識する ・非常ベルの音を知る ・音と集合を知る	・紙芝居や絵本を通して，災害についての話を聞く ・非常ベルの音を聞き集合（避難）する	・職員同士の係の確認をする ・園児および職員の緊急連絡簿を非常持出袋に入れておく
5月	火災	・非常ベルの合図で保育者の所に集合する	・合図を聞いて保育者の所に集まる	・いたずらに緊張や不安を与えることのないよう，あらかじめ話をする ・年齢差・個人差を十分に配慮する
6月	火災	・第一避難場所を知る	・保育者とともに，第一避難場所に移動する	・4つの約束を徹底する ①おさない ②はしらない ③しゃべらない ④もどらない
7月	地震	・地震時の避難を知る	・保育者の指示により安全な場所に身をよせる	・紙芝居や絵本を通して，地震の恐ろしさを知らせる
8月	不審者	・不審者が侵入してきたときの避難の仕方を知る	・保育者の指示に従い避難する	・どこから侵入してくるかわからないので，避難ルートをいくつか知っておく
9月	地震	・室内外，それぞれの場所に応じた適切な避難方法を理解する	・近くにいる保育者の指示により安全な場所に身をよせる	・室内外の危険箇所の確認をする
10月	火災 昼寝時	・昼寝時の避難の方法を知る	・落ち着いて指示を聞き，避難する	・布団の中に子どもが残っていないかどうか確認する
11月	火災	・食事中の避難についての約束を知る	・食事を中断し，椅子を机の下に入れ避難する	・避難の方法についての事前指導を行う 例：椅子をきちんと入れる
12月	地震	・地震により，火災が発生することやその恐ろしさを知る	・揺れがおさまるまでは安全な場所に身をよせ，保育者の指示で次の行動に移る	・激震時の職員の対応について話し合う
1月	火災	・雪や雨の中の避難を経験する	・近くにいる保育者の指示により避難する	・避難ルートはつねに雪が多く積もっていないようにする
2月	火災	・変則的な状態での訓練を経験する	・近くにいる保育者の指示に従って避難する	・居合わせた保育者は，子どもと避難方法を再確認する
3月	地震 まとめ	・訓練での約束事を再確認する	・避難後，おはしもの約束事を確認する	・事例をあげながら，1年間を振り返る ・職員間で，1年間を反省する

2 － 214 　避難訓練３つのポイント

日常の保育を通じて，子どもの発達と関心に適した方法で，危険予知や安全行動について指導する。
関係機関の協力を得て，講習会や訓練などを実施することも重要である。

中央揃え枠：避難訓練３つのポイント

❶ 様々な時間帯を想定した訓練
❷ 子ども自ら考え行動できるような訓練
❸ 連絡先などの情報伝達訓練と確実に受け渡し場所に向かう訓練

中央揃え枠：子どもの避難時の約束

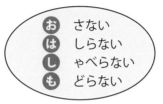

お さない
は しらない
し ゃべらない
も どらない

3－301　子どもの症状を見るポイント

子どもは自分の不調を言葉にして訴えることができない場合もあるので，体調の変化にいち早く気づくためには，年齢に応じた健康状態の観察と日常の様子を知っておくことが大切である。

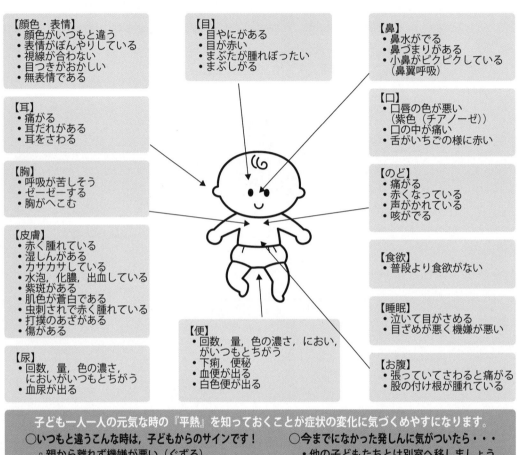

【顔色・表情】
・顔色がいつもと違う
・表情がぼんやりしている
・視線が合わない
・目つきがおかしい
・無表情である

【耳】
・痛がる
・耳だれがある
・耳をさわる

【胸】
・呼吸が苦しそう
・ゼーゼーする
・胸がへこむ

【皮膚】
・赤く腫れている
・湿しんがある
・カサカサしている
・水泡，化膿，出血している
・紫斑がある
・肌色が蒼白である
・虫刺されで赤く腫れている
・打撲のあざがある
・傷がある

【尿】
・回数，量，色の濃さ，においがいつもとちがう
・血尿が出る

【目】
・目やにがある
・目が赤い
・まぶたが腫れぼったい
・まぶしがる

【便】
・回数，量，色の濃さ，におい，がいつもとちがう
・下痢，便秘
・血便が出る
・白色便が出る

【鼻】
・鼻水がでる
・鼻づまりがある
・小鼻がピクピクしている
　（鼻翼呼吸）

【口】
・口唇の色が悪い
　（紫色（チアノーゼ））
・口の中が痛い
・舌がいちごの様に赤い

【のど】
・痛がる
・赤くなっている
・声がかれている
・咳がでる

【食欲】
・普段より食欲がない

【睡眠】
・泣いて目がさめる
・目ざめが悪く機嫌が悪い

【お腹】
・張っていてさわると痛がる
・股の付け根が腫れている

子ども一人一人の元気な時の『平熱』を知っておくことが症状の変化に気づくめやすになります。

○いつもと違うこんな時は，子どもからのサインです！
　◦親から離れず機嫌が悪い（ぐずる）
　◦睡眠中に泣いて目が覚める
　◦元気がなく顔色が悪い
　◦きっかけがないのに吐いた
　◦便がゆるい
　◦普段より食欲がない

○今までになかった発しんに気がついたら・・・
　・他の子どもたちとは別室へ移しましょう。
　・発しん以外の症状はないか，発しんが時間とともに増えていないか，などの観察をしましょう
　・クラスや兄弟姉妹，一緒に遊んだ子どもの中に，感染症が疑われる症状がみられる子どもがいないか，確認しましょう。

3 − 302　子どもの発熱と緊急受診のめやす

体温調節機能が未熟で,感染症にかかりやすい乳幼児にとって発熱はよく見られる症状であるので,子ども一人一人の「平熱」をよく知っておいたうえで,個人差を考慮して判断する。

保護者への連絡が望ましい場合	至急受診が必要と考えられる場合
● 38℃以上の発熱があり, 　● 元気がなく機嫌が悪いとき 　● 咳で眠れず目覚めるとき 　● 排尿回数がいつもより減っているとき 　● 食欲がなく水分が摂れないとき ※熱性けいれんの既往児が 37.5℃以上の発熱があるときは医師の指示に従う。	● 38℃以上の発熱の有無に関わらず, 　● 顔色が悪く苦しそうなとき 　● 小鼻がピクピクして呼吸が速いとき 　● 意識がはっきりしないとき 　● 頻回な嘔吐や下痢があるとき 　● 不機嫌でぐったりしているとき 　● けいれんが起きたとき ● 3か月未満児で 38℃以上の発熱があるとき

（厚生労働省「保育所における感染症対策ガイドライン」2018〈平 30〉）

3 − 303　脱水症

子どもは脱水症を起こしやすい熱中症弱者と言われているので,保育者は子どもの脱水のサインをよく観察して,経口補水液を有効に利用するなど早め早めのケアを心がけるようにしたい。

● 脱水症

　乳幼児は体重の 65（幼児）〜 80（新生児）％が水分である（大人は 60％）。

　この水分には電解質,栄養素などが含まれ,生命の維持に不可欠である。また,たとえば乳児は下表のように体重 1kgあたり,150ml の水分が必要で,この水分は毎日摂取して排泄している（水分代謝）。つまり体重 10kgの乳児では約 1200ml もの水分が生命維持や成長のために毎日出入りしている。吐き気や咳や鼻詰まりなどのために哺乳量や水分摂取量が低下すると体内への水分取り込み不足となる。逆に嘔吐や下痢,多量の発汗などは排泄過多となり,その結果,水不足が生じ,いろいろな症状を示す。

　脱水の症状は,尿量の減少,皮膚の張りの低下（おなかの皮膚をつまむと戻りが遅い）,目がくぼむ,唇や舌の乾燥,脈拍の上昇などで,医療機関の受診が必要である。

水分必要量　　　　　　　　　　　　　　　　　（体重 1 kgあたり）

	乳　児	幼　児	学　童	成　人
必要量（mℓ）	150	100	60	40

3 - 304　子どもの嘔吐と緊急受診のめやす

乳幼児の嘔吐はよく見られる症状であり，胃腸炎を伴うことが多いが，重篤な疾病や食物アレルギーに伴う場合もあるので，嘔吐前の様子や発熱・けいれんの有無等の観察が大切である。

保護者への連絡が望ましい場合	至急受診が必要と考えられる場合
●複数回の嘔吐があり，水を飲んでも吐くとき ●元気がなく機嫌，顔色が悪いとき ●吐き気がとまらないとき ●腹痛を伴う嘔吐があるとき ●下痢を伴う嘔吐があるとき	●嘔吐の回数が多く，顔色が悪いとき ●元気がなく，ぐったりしているとき ●血液やコーヒーのかすの様な物を吐いたとき ●嘔吐のほかに，複数回の下痢，血液の混じった便，発熱，腹痛等の諸症状が見られるとき ●脱水症状と思われるとき （以下の症状に注意すること） 　•下痢と一緒に嘔吐 　•水分が摂れない 　•唇や舌が乾いている 　•尿が半日以上出ない 　•尿の量が少なく，色が濃い 　•目が落ちくぼんで見える 　•皮膚の張りがない ※頭を打った後に嘔吐したり，意識がぼんやりしたりしている時は，横向きに寝かせて救急車を要請し，その場から動かさない。

（厚生労働省「保育所における感染症対策ガイドライン」2018〈平30〉）

3 - 305　嘔吐物の処理方法

必要物品が常に用意されていて，迅速に対応できるように手順をマニュアル化して感染予防を徹底する。他の子どもたちが嘔吐物に近寄らないよう配慮し，換気を十分に行うようにする。

● 嘔吐物の処理方法

●流行状況等から感染症が疑われるときには応援を呼び，他児を別室に移動させる。
●嘔吐物を拭き取る。次亜塩素酸ナトリウム 50 ～ 60 倍希釈液（0.1%：右図）を含ませたぞうきん等で嘔吐物を覆い外側から内側に向かって静かに拭き取る。
●嘔吐場所の消毒をする（消毒方法は『子どもの保健』p.25 参照）。
●換気を行う。
●処理に使用した物（使い捨てのマスク・エプロン・ゴム手袋・ぞうきん等）はすべて破棄する。
●処理後は手洗い（液体石けんも用いて流水で 30 秒以上実施），状況により着替える。
●汚染された子どもの衣服は，二重のビニール袋に密閉して家庭に返却する（保育所では洗わない）。
●家庭での消毒方法等について保護者に伝える。

※保育所等でそろえておきたい嘔吐物の処理グッズの例
　•使い捨て手袋・ビニール袋
　•使い捨てマスク・使い捨て雑巾
　•使い捨て袖付きエプロン・消毒容器（バケツにまとめておく）

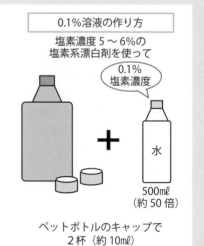

0.1%溶液の作り方

塩素濃度 5 ～ 6%の塩素系漂白剤を使って

0.1%塩素濃度

水

500㎖（約 50 倍）

ペットボトルのキャップで2杯（約 10㎖）

※有効期限 24 時間

（保育所における感染症対策ガイドライン，日本保育園保健協会『保育と保健ニュース』No.68 2014 年 11 月一部加筆）

3－306　子どもの下痢と緊急受診のめやす

とくに保育所等では，秋から春にかけて流行する感染力の強いウイルス性胃腸炎（ノロウイルス，ロタウイルスなど）による下痢，夏季は食中毒や夏風邪に伴う下痢に注意が必要である。

保護者への連絡が望ましい場合	至急受診が必要と考えられる場合
●食事や水分を摂るとその刺激で下痢をするとき ●腹痛を伴う下痢があるとき ●水様便が複数回みられるとき	●元気がなく，ぐったりしているとき ●下痢の他に，機嫌が悪い，食欲がない，発熱がある，嘔吐する，腹痛があるなどの諸症状がみられるとき ●脱水症状がみられるとき（以下の症状に注意すること） 　●下痢と一緒に嘔吐・水分が摂れない 　●唇や舌が乾いている 　●尿が半日以上出ない 　●尿の量が少なく，色が濃い 　●米のとぎ汁のような白色水様便が出る 　●血液や粘液，黒っぽい便が出る 　●けいれんを起こす

（厚生労働省「保育所における感染症対策ガイドライン」2018〈平30〉）

3－307　子どもの咳と緊急受診のめやす

咳が保育の場で問題となるのは，肺炎や気管支喘息，食物アレルギーなどの症状であったり，咳による飛沫の中に感染力の強いウイルスや細菌が含まれていたりすることがあるからである。

保護者への連絡が望ましい場合	至急受診が必要と考えられる場合
●咳があり眠れないとき ●ゼイゼイ音，ヒューヒュー音があるとき ●少し動いただけでも咳が出るとき ●咳とともに嘔吐が数回あるとき	●ゼイゼイ音，ヒューヒュー音がして苦しそうなとき ●犬の遠吠えのような咳が出るとき ●保育中に発熱し，息づかいが荒くなったとき ●顔色が悪く，ぐったりしているとき ●水分が摂れないとき ●突然咳こみ，呼吸が苦しそうになったとき 　※突然咳こみ，呼吸困難になったときは 異物誤えんの可能性があります。異物を除去し，救急車を要請します。

（厚生労働省「保育所における感染症対策ガイドライン」2018〈平30〉）

3 - 308　咳エチケット

2歳以下の乳幼児の場合は，保育者や職員全員が咳エチケットを厳守するようにしたい。咳エチケットは保護者の協力も必要である。

● **咳エチケット**

- 咳・くしゃみが出る時は，他の人にうつさないためにマスクを着用しましょう。マスクを持っていない場合は，ティッシュや腕の内側などで口と鼻を覆い，他の人から顔をそむけて1m以上離れましょう。
- 鼻汁・痰などを含んだティッシュはすぐにゴミ箱に捨て，手のひらで咳やくしゃみを受け止めた時はすぐに手を洗いましょう。
- 咳をしている人にマスクの着用をお願いしましょう。

---

3 - 309　子どもの発疹と受診のめやす

発疹の種類は病気によって異なる。「学校保健安全法施行規則」により出席停止となる発疹を伴う感染症に注意し，食物アレルギーのある子どもは皮膚の変化に気をつけておく必要がある。

保護者に連絡し，受診が必要と考えられる場合

- 発しんが時間とともに増えたとき
  発しんの状況から，以下の感染症の可能性を念頭におき，対応すること
  - かぜのような症状を伴う発熱後，一旦熱がやや下がった後に再度発熱し，赤い発しんが全身に広がった（麻しん）
  - 微熱程度の熱が出た後に，手の平，足の裏，口の中に水疱が出た。（手足口病）
    ※膝やおしりに発しんが出ることもある
  - 38℃以上の熱が3〜4日続き下がった後，全身に赤い発しんが出た（突発性発しん）
  - 発熱と同時に発しんが出た（風しん，溶連菌感染症）
  - 微熱と同時に両頬にりんごのような紅斑が出た（伝染性紅斑）
  - 水疱状の発しんが出た（水痘）
    ※発熱やかゆみには個人差がある

※食物摂取後に発しんが出現し，その後，腹痛や嘔吐などの消化器症状や，息苦しさなどの呼吸器症状が出現してきた場合は，食物アレルギーによるアナフィラキシーの可能性があり，至急受診が必要となります。
（参照：「保育所におけるアレルギー対応ガイドライン」
　　　　http://www.mhlw.go.jp/bunya/kodomo/pdf/hoiku03.pdf
　　　　「保育所におけるアレルギー対応ガイドラインQ＆A」
　　　　http://www.mhlw.go.jp/bunya/kodomo/pdf/hoiku04.pdf）

（厚生労働省「保育所における感染症対策ガイドライン」2018〈平30〉）

3 - 310　保育所等で薬を与えること

保育所において薬を与える場合は，医師の指示にもとづいた薬に限定し，保護者に医師名，薬の種類，内服方法等を具体的に記載した「与薬依頼票」を持参させることが必須である。

● 保育所等で薬を与えること

　保育所保育指針解説には与薬への留意点として保育所において薬を与える場合は，医師の指示に基づいた薬に限定し，保護者に医師名，薬の種類，内服方法等を具体的に記載した「与薬依頼票」を持参させることが必須であると明記されている。
　本来，子どもに処方された薬は保護者が与えるものであるが，子どもの健康回復への支援として，保育中に看護師や保育士等が与薬の代行をすることがある。そのため薬の事故や与薬忘れがないよう以下の注意が必要である。

●保育所保育指針解説に基づく与薬の注意事項
　★与薬依頼票は図（p.53）のように医療機関名や連絡先等，薬の内容や使用方法を保護者が記入して，薬とともに保育者あるいは看護師等に手渡す。
　★薬は他の子どもが誤って内服することのないように施錠できる場所か子どもの手が届かない棚に保管する。
　★水薬・粉薬は保育時間帯に与薬しなければいけない分（通常1回分）とし，個々の薬の袋，容器に記名してもらう。軟膏や目薬にも記名してもらう。
　★与薬は，看護師，保育士等が複数で実施し，重複与薬，人違い，与薬量の誤認，与薬忘れ等がないようにする。指示通りに与薬を実施したのち，与薬依頼票に記録し管理する。連絡帳にも記録し，保護者に伝える。
　★坐薬（けいれんどめなど）を使用する場合には，主治医の具体的な指示書に基づき，慎重に取り扱う。

　＊子どもが医療機関を受診した時には登所・登園が可能か医師に相談するよう，保護者に伝えましょう。
　＊薬は可能であれば朝・夕などにしてもらい保護者に与えてもらいましょう。
　＊カプセル・錠剤は原則預かりません。
　＊エピペン®については5-523を参照してください。

●薬の飲ませ方
　★薬剤情報提供書を与薬依頼票とともに預かり，副作用や一緒に摂取すると効果が弱まる食品（果汁・牛乳）がないかチェックしましょう（薬剤情報提供書は返却）。
　★与薬依頼票に子どもが好む飲ませ方を記入してもらいましょう。
　★さあ，お薬の時間です。おっと，その前に手洗いしましょう。
　★上手に飲めたらほめましょう。

● 粉　薬
　そのまま飲ませるとむせるため，小皿などでごく少量の水を加えてトロッとしたらスプーンで与える。そのあと，スプーンで水を飲ませる。3歳くらいからは顆粒状の口で溶けやすい薬ならそのまま飲める子どももでてくる。飲んだ後は水を飲ませる。
　＊授乳用のミルクに薬は混ぜないようにしましょう。全部飲まないことや，味が変わり飲まない子どももいます。

● シロップ
　指示に従い，必要があれば容器を振る。指示書から1回分であることを確認し，スプーンや小さなコップに移して飲ませる。スプーンを好まない乳児にはスポイトや乳首を使用してもよい。幼児期になると次第に小さなコップなどで飲めるようになる。
　＊1回分だからと言って薬の容器から直接飲ませてはいけません。家で勘違いしてたくさん入っている薬をゴクゴク飲んでしまったら大変です！

●塗り薬

　手を洗う。与薬依頼票の使用法に従って塗る。軟膏やクリームは何センチくらい出すのか，どのくらいの範囲に塗るのか与薬依頼票に記入してもらう。

●坐　薬

　肛門に入れる薬。吐き気止め，解熱剤，けいれん止めなどがあるが保育所等では特別な場合を除いて使用しない。主治医の指示書とともに預かっている場合でも，使用時は保護者に連絡の上，慎重に使用し，必要があれば迎えを要請する。

　使い捨て手袋を装着する。おむつを使用している子どもは仰向けで両足を軽く上げ，幼児は横向きで両足を胸のほうに曲げてもらって肛門から約2cmのところまで挿入する。ティッシュで2分ほど肛門を押さえて出てこないようにする。子どもがいきんですぐに出てきた場合は再度挿入するが，小さくなっている場合は主治医等に相談する。坐薬の先端にワセリンを少量つけると入れやすい。

　＊坐薬はそのまま使えると便利なのですが，乳児の場合，体重に応じて1本を
　　切って使用するよう指示されることがあります（図）。

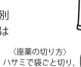

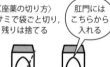

〈座薬の切り方〉
ハサミで袋ごと切り，残りは捨てる

肛門にはこちらから入れる

1／2　　2／3

与薬依頼票
（保護者記載用）

年　　月　　日記

依頼先	保育園名			宛
依頼者	保護者氏名　　　　　　㊞　連絡先　電話			
	子ども氏名　　　　　　（男・女）　歳　　カ月　　日			
主治医	（　　　　　　　　　　　病院・医院）	電話　　　　　　　　　　FAX		
病　名（又は症状）				

（該当するものに○、または明記）
(1) 持参したくすりは　　　年　　月　　日に処方された　　日分のうちの本日分
(2) 保管は　室温・冷蔵庫・その他（　　　　　　　　　　　　　　　　　　）
(3) くすりの剤型　粉・液（シロップ）・外用薬・その他（　　　　　　　　　）
(4) くすりの内容　抗生物質・解熱剤・咳止め・下痢止め・かぜ薬・外用薬（　　　）
　　（調剤内容　）

(5) 使用する日時　　　年　　月　　日～　　月　　日　午前・午後　　時　　分
　　　　　　　　　又は食事（おやつ）の　　　分前・　　　分あと
　　　　　　　　　その他具体的に（　　　　　　　　　　　　　　　　　）
(6) 外用薬などの使用法

(7) その他の注意事項
　　　　　　　　　　　　　　　　　薬剤情報提供書　（あり・なし）

保育園記載					
受領者サイン					
保管時サイン		月　　日　　時　　分			
投与者サイン	投与時刻　　月　　日　午前・午後　　時　　分				
実施状況など					

3 - 311　下半身の挙上

アレルギー，脱水などによる急性の抹消循環不全による全身症状であるショックの応急手当は，救急隊到着までの間下半身を挙げ，仰向けに寝かせ，毛布などで保温をして呼吸状態の観察を続ける。

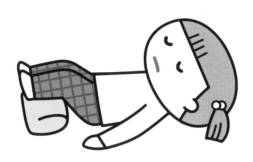

3 - 312　直接圧迫止血法

傷口にガーゼを当て，強く押さえて止血するまで数分間圧迫する。圧迫によっても止血しない場合は，強く押さえながら医療機関に搬送する。

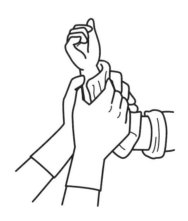

片手で圧迫し，
もう一方の手で押し返す

3 - 313　頭のけがの観察と判断

頭のけがの場合には，特に意識の状態に注意しなければならない。外部からわかる傷がない場合でも，頭蓋内で異常が起こっていることがあるため，強く頭を打った場合は受診が必要である。

心配な場合	心配がない
❶呼吸が困難，呼吸していない ❷意識がおかしい，意識がない 　（言うことがおかしい，もうろうとしている） ❸顔色が悪い，しばらく泣かない，ぐったりしている ❹耳から出血している，鼻血が止まらない ❺吐き気がある，吐く ❻けいれん（ひきつけ）がある ❼頭痛，発熱がある	①すぐに泣き出し，意識がはっきりしている ②泣きやんだ後，機嫌や顔色がいつもと変わらない ③泣き疲れて眠ってしまったら，30分〜1時間おきに起こしてみる，目がさめれば安心

3 - 314　対表面積の割合

熱傷の程度は，「広さ」と「深さ」に分けて考えられる。子どもでは体表面積の10%以上の熱傷では生命の危険がある。幼児の片手全体で10%，片足全体で15%といわれている（5の法則）。

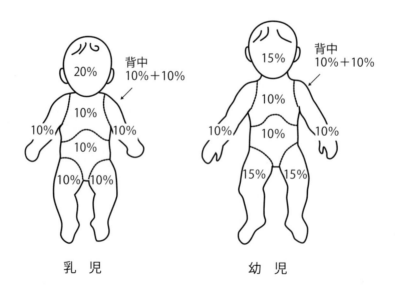

乳　児　　　　　幼　児

3−315 熱中症の応急処置

クーラーのきいた部屋や通風が良い日陰などに運び，衣類をゆるめる。意識や呼吸に障害がある場合は，ただちに救急車を呼ぶ。意識があっても症状が改善しない場合は医療機関へ搬送する。

もし，あなたのまわりの人が熱中症になってしまったら……。
落ち着いて，状況を確かめ対処しましょう。最初の措置が肝心です。

チェック1　熱中症を疑う症状がありますか？
（めまい・失神・筋肉痛・筋肉の硬直・大量の発汗・頭痛・不快感・吐き気・嘔吐・倦怠感・虚脱感・意識障害・けいれん・手足の運動障害・高体温）

はい

チェック2　呼びかけに応えますか？

いいえ → 救急車を呼ぶ

救急車が到着するまでの間に応急処置を始めましょう。呼びかけの反応が悪い場合には無理に水を飲ませてはいけません

はい

涼しい場所へ避難し，服をゆるめ体を冷やす

チェック3　水分を自力で摂取できますか？

いいえ

涼しい場所へ避難し，服をゆるめ体を冷やす

氷のう等があれば，首，腋の下，太腿のつけ根を集中的に冷やしましょう

はい

水分・塩分を補給する

大量に汗をかいている場合は，塩分の入ったスポーツドリンクや経口補水液，食塩水がよいでしょう

チェック4　症状がよくなりましたか？

いいえ → 医療機関へ

本人が倒れた時の状況を知っている人が付き添って，発症時の状態を伝えましょう

はい

そのまま安静にして十分に休息をとり，回復したら帰宅しましょう

熱中症を疑ったときには何をするべきか

3－316　熱中症の程度と症状

軽症（Ⅰ度）の場合は，現場で応急手当をしながら経過を観察する。中等症（Ⅱ度）〜重症（Ⅲ度）の場合はただちに救急車を呼ぶ。救急車到着までの間，状態を観察しながら冷却を継続する。

	症　状	
軽 （Ⅰ度）	めまい 立ちくらみ 筋肉痛 汗がとまらない	
中 （Ⅱ度）	頭痛 吐き気 体がだるい（倦怠感） 虚脱感	
重 （Ⅲ度）	意識がない けいれん 高い体温である 呼びかけに対して返事がおかしい まっすぐに歩けない，走れない	

3－317　誤飲した時の電話相談窓口

誤飲はきわめて危険な症状であるので，応急手当をしながら救急車を呼び，医療機関に搬送する。誤飲した物によって応急手当が異なるので，「中毒110番」などの相談窓口を利用するのもよい。

誤飲したときの電話相談窓口（全国対応）
中毒 110番・電話サービス　　（公財）日本中毒情報センター）

情報提供料無料の，一般市民専用サービスです。
▶大阪中毒110番（365日，24時間対応）
　072－727－2499
▶つくば中毒110番（365日，9時〜21時対応）
　029－852－9999
▶タバコ専用電話（365日，24時間対応）
　072－726－9922　※テープによる一般市民向け情報提供

●応急手当
❶誤飲したと思われる容器の，「注意事項」に沿って手当する。
❷顔を横に向け，吐物による窒息を防ぐ。
❸救急車を呼び，消防司令員の指示に従って手当する。
❹反応がない場合は呼吸を確認し，呼吸がなければ胸骨圧迫から心肺蘇生法を開始する。
❺医療機関を受診する場合には誤飲を疑ったものの容器や同じものを持っていくとよい。

３－318　目の洗い方

目に異物が入った場合には，異物が入った方の目が下になるように横向きに寝かせ，まぶたを眼球から離して，流水で流す方法を試みる。取り除けなければ眼科を受診する。

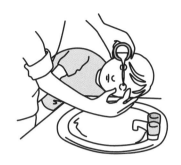

●応急手当
❶洗面器に水を汲んで顔をつけ，まぶたを眼球から離し目をパチパチさせる。 ❷異物が入った方の目が下になるように横向きに寝かせ，まぶたを眼球から離して，流水で異物を流す。

３－319　突き指の固定

突き指は指の関節の障害であるが，捻挫，脱臼，骨の傷，皮下骨折などがいっしょに起こっている場合があるので，応急手当をすませてから整形外科を受診することが望ましい。

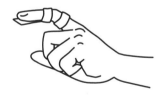

●応急手当
❶流水や氷嚢などで痛みがやわらぐまで冷やす。 ❷厚紙などを添え，テープで関節が動かないよう固定する。 ❸関節が曲がっていたら，曲がったままの状態で固定する。 ❹変形を元に戻す，引っ張る，クルクル回すなどは障害を悪化させることがあり，してはならない。

3 - 320　キーゼルバッハの部位

キーゼルバッハ部位とは，鼻の入り口近くに毛細血管が集まっている部位のことをいう。鼻出血の多くはこの部位から出血する。

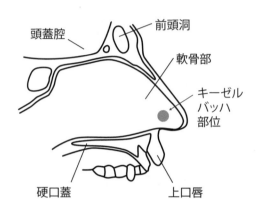

3 - 321　鼻血の処置

応急手当でも出血が止まらない場合は医療機関を受診する。頭を打った後に鼻血が出た場合には，鼻からの出血ではない可能性があるので，救急車で搬送する必要がある。

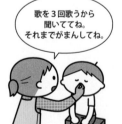

●応急手当
❶寝かせると，血液を飲み込んで嘔吐をすることがあるため，子どもを座らせてうつむきかげんにする。 ❷使い捨て手袋を装着し，親指と人差し指で小鼻の部分を圧迫する（キーゼルバッハ部位の圧迫）。 ❸10分ほど押さえた後に止血できたかどうかは，圧迫の力を緩めたときの出血の有無で確認する。10分以上止血しても止まらない場合は，圧迫を続けながら耳鼻科を受診する。 ❹頭を後ろにそらせたり，うなじをたたいたりしない。

3 - 322　救急法の範囲

事故の発生を予防することが第一であるが，子どもの保育，教育に携わる全職員は，一次救命処置，応急手当（ファーストエイド）の訓練を定期的に行い，習熟することが求められる。

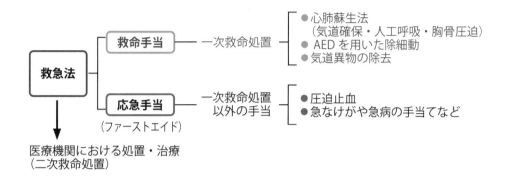

3 − 323　主に市民が行う一次救命処置（BLS）の手順

一次救命処置（Basic Life Support：BLS）とは，心肺蘇生法（CPR）や AED を用いた除細動など，呼吸や心臓が停止した傷病者を救助するために行う救急法のことをいう。

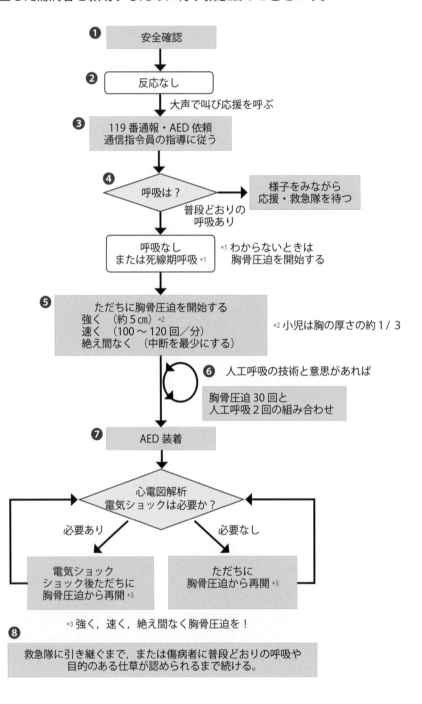

❶ 安全確認

❷ 反応なし

大声で叫び応援を呼ぶ

❸ 119 番通報・AED 依頼
通信指令員の指導に従う

❹ 呼吸は？

様子をみながら
応援・救急隊を待つ

普段どおりの
呼吸あり

呼吸なし
または死線期呼吸 *1

*1 わからないときは
胸骨圧迫を開始する

❺ ただちに胸骨圧迫を開始する
強く　（約 5 cm）*2
速く　（100 〜 120 回／分）
絶え間なく　（中断を最少にする）

*2 小児は胸の厚さの約 1/3

❻ 人工呼吸の技術と意思があれば

胸骨圧迫 30 回と
人工呼吸 2 回の組み合わせ

❼ AED 装着

心電図解析
電気ショックは必要か？

必要あり

必要なし

電気ショック
ショック後ただちに
胸骨圧迫から再開 *3

ただちに
胸骨圧迫から再開 *3

*3 強く，速く，絶え間なく胸骨圧迫を！

❽ 救急隊に引き継ぐまで，または傷病者に普段どおりの呼吸や
目的のある仕草が認められるまで続ける。

（日本蘇生協議会監修「JRC 蘇生ガイドライン　2015」p.18　医学書院 2016 より）

3 - 324　胸骨圧迫の部位

呼吸がないことが確認された場合は，ただちに胸骨圧迫を開始する。圧迫の部位は，胸骨の下半分に相当する「胸の真ん中」である。

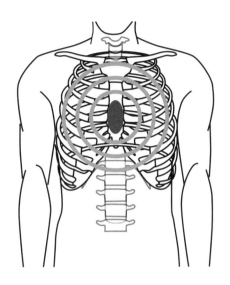

（厚生労働省「救急蘇生法の指針（市民用）」2015〈平 27〉p.24）

3 - 325　圧迫の方法

胸骨の下半分に一方の手のひらの基部（手掌基部）を当て，その上にもう一方の手を重ねておく。重ねた手の指は組むとよい。胸骨下部に対し垂直に力が加わるよう両肘を伸ばす。

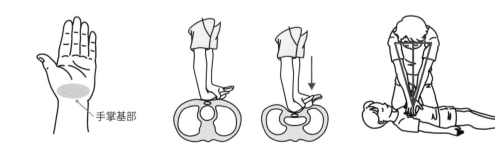

手掌基部

（厚生労働省「救急蘇生法の指針（市民用）」2015〈平 27〉p.25）

3 - 326　両手の圧迫だと強すぎる場合

乳児・小児には，胸の厚さの約 1/3 沈み込むように圧迫する。小児で体が小さい場合は，片手で圧迫してもよい。

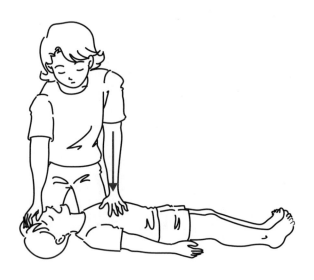

3 - 327　乳児の胸骨圧迫部位と方法

乳児に対しては，両方の乳頭を結ぶ線の少し足側（胸骨の下半分に相当）を 2 本指で押す。

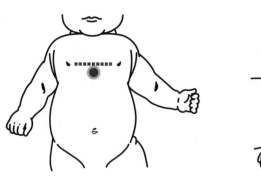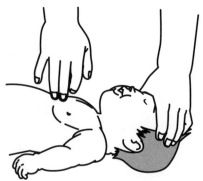

（厚生労働省「救急蘇生法の指針（市民用）」2015〈平 27〉p.41）

3－328　舌根沈下と気道確保

意識を喪失した傷病者の重大なリスクの一つが，舌根沈下による気道閉塞である。気道確保とは，
のどの奥を広げ空気の通り道を確保することをいう。

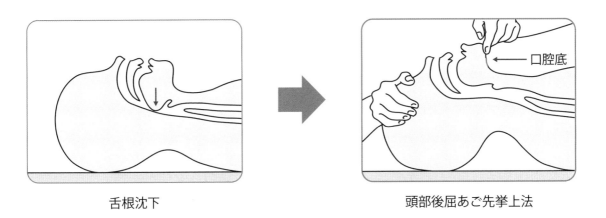

舌根沈下　　　　　　　　　　　　　　　頭部後屈あご先挙上法

3－329　口対口人工呼吸

気道確保した状態を保ち，救助者の口を大きく開け，傷病者の口を覆って密着させ，傷病者の鼻を
つまんで，吹き込んだ息が漏れないように吹き込む方法のことを「口対口人工呼吸」という。

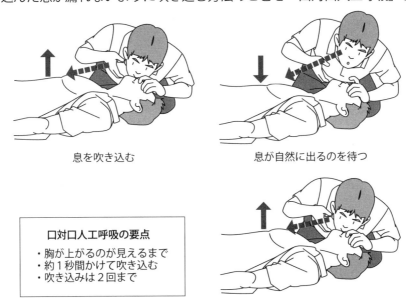

息を吹き込む　　　　　　　　　息が自然に出るのを待つ

口対口人工呼吸の要点
・胸が上がるのが見えるまで
・約1秒間かけて吹き込む
・吹き込みは2回まで

2回目の息を吹き込む

（厚生労働省「救急蘇生法の指針（市民用）」2015〈平27〉p.29）

3－330　乳児に対するあご先挙上

乳児の心停止の原因は窒息，溺水など呼吸ができないことによる心停止が多く，できる限り人工呼吸を合わせた心肺蘇生を行う。頭部後屈を極端に行うと気道を塞ぐことになるので注意する。

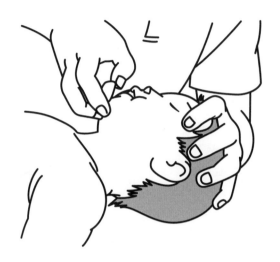

（厚生労働省「救急蘇生法の指針（市民用）」2015〈平 27〉p.41）

3－331　乳児に対する口対口鼻人工呼吸

気道確保ののち，救助者は口を大きく開いて，乳児の口と鼻を同時に覆って，胸が軽く上がる程度に息を吹き込む方法を「口対口鼻人工呼吸」という。

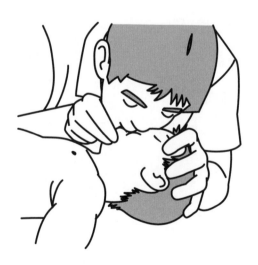

（厚生労働省「救急蘇生法の指針（市民用）」2015〈平 27〉p.41）

3－332　電極パッドを貼る位置

電極パッドは，傷病者の前胸部の衣類を取り除き，AED のケースに入っている一対を袋から出して，傷病者の所定の位置に，空気が残らないようにしっかり密着させて貼る。

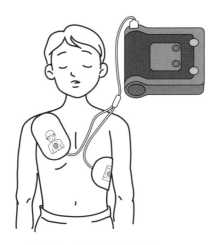
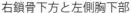

右鎖骨下方と左側胸下部

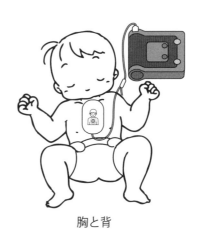

胸と背

3－333　気道異物による窒息サイン

突然に窒息すると，30 ～ 40 秒で意識を失って倒れる。一刻を争うのでただちに救急車を要請し，同時に異物の除去を試みる。異物除去に成功した場合であっても，医師の診療を受けさせる。

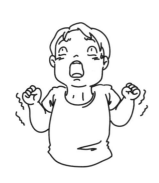

子どもの窒息サイン

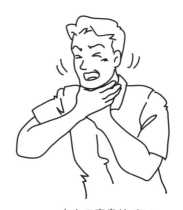

大人の窒息サイン

3 - 334　腹部突き上げ法

腹部突き上げ法は，内臓損傷を伴うことがあるので，異物の除去に成功した場合でも，速やかに医師の診察を受けさせる。

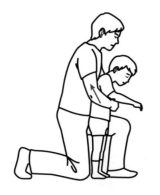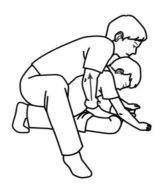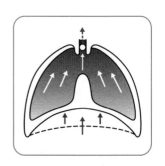

子どもの後ろ側から腕を回し，片方の握りこぶしの親指側を子どものへそより上，みぞおちより下に当て，もう一方の手をその上から握り，素早く手前上方に向かって圧迫するように突き上げる。

腹部突き上げ法による
異物除去のしくみ

3 - 335　背部叩打法（小児）・背部叩打法（乳児）

反応がある間は，子どもの左右肩甲骨の間を手掌基部でくり返し強く叩く。立位では，片手で上腹部を圧迫しながら体を引きつけて密着させ，頭を低く下げて叩打する。

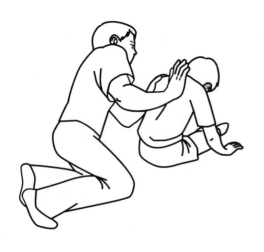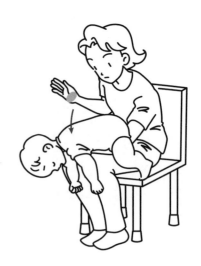

（厚生労働省「救急蘇生法の指針（市民用）」2015〈平27〉p.43）

3 - 336　乳児に対する胸部突き上げ

片腕に背中を乗せて頭をしっかり持って仰向けにする。頭部側をやや下げ，もう一方の手指二本で心肺蘇生の胸部圧迫と同じ方法で圧迫する。数回実行後再度背部叩打法を行い，交互に続ける。

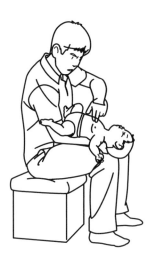

(厚生労働省「救急蘇生法の指針（市民用）」2015〈平 27〉p.43)

4－401　日本の定期／任意予防接種スケジュール

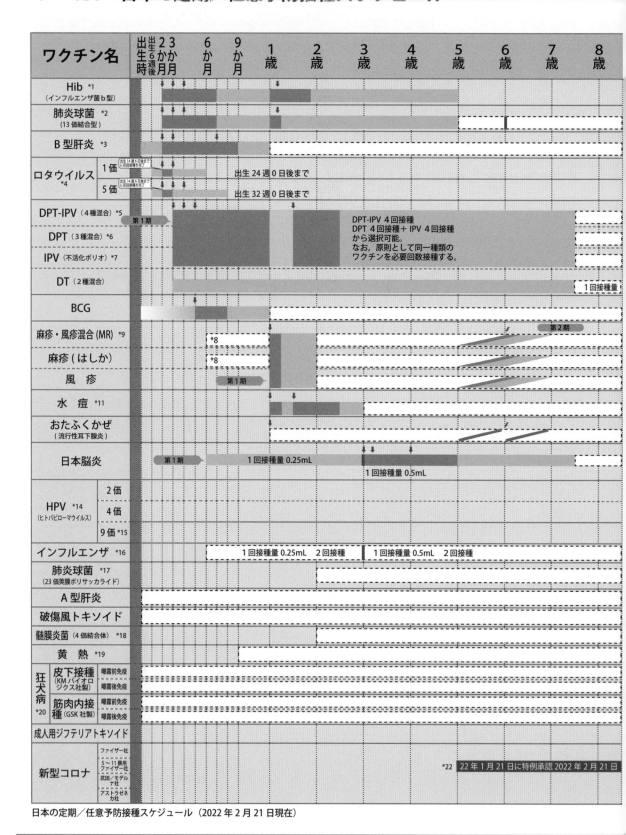

日本の定期／任意予防接種スケジュール（2022年2月21日現在）

わが国では，定期の予防接種と任意の予防接種があり，それぞれに接種時期が決まっている。職員のこれまでの予防接種の状況を把握し，必要であれば嘱託医に相談して勧めることも重要である。

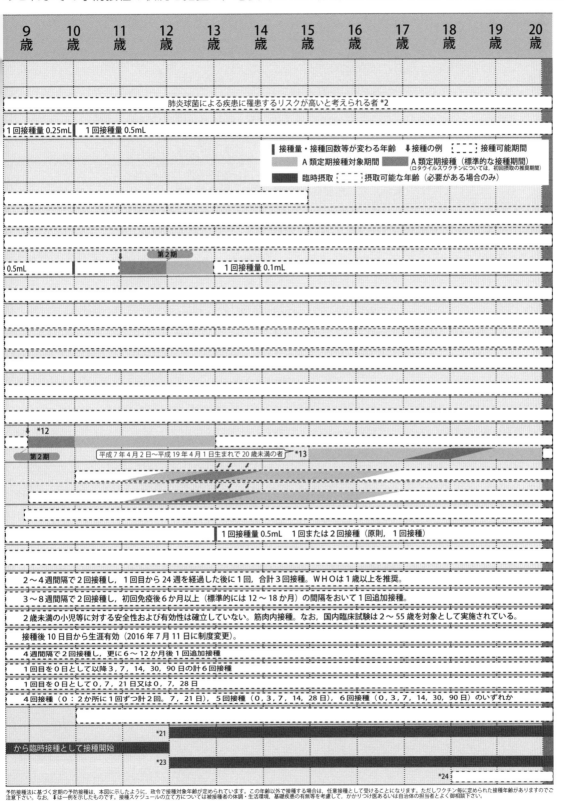

予防接種法に基づく定期の予防接種は，本図に示したように，政令で接種対象年齢が定められています。この年齢以外で接種する場合は，任意接種として受けることになります。ただしワクチン毎に定められた接種年齢がありますのでご注意下さい。なお，➡ は一例を示したものです。接種スケジュールの立て方については被接種者の体調・生活環境，基礎疾患の有無等を考慮して，かかりつけ医あるいは自治体の担当者とよく御相談下さい。

4 − 402　学校保健安全法施行規則第 18 条における感染症の種類

第一種は，感染力や重篤度からみた危険性が高いまたは極めて高いものをいう。第二種と第三種は，保育活動を通じて園生活において流行を広げる可能性があるものをいう。

第一種感染症	エボラ出血熱, クリミア・コンゴ出血熱, 痘瘡, 南米出血熱, ペスト, マールブルグ病, ラッサ熱, 急性灰白髄炎（ポリオ）, ジフテリア, 重症急性呼吸器症候群（SARS コロナウイルスによるもの）, 鳥インフルエンザ（H5N1）
第二種感染症	インフルエンザ, 百日咳, 麻しん, 流行性耳下腺炎, 風しん, 水痘, 咽頭結膜熱, 結核, 髄膜炎菌性髄膜炎
第三種感染症	コレラ, 細菌性赤痢, 腸管出血性大腸菌感染症, 腸チフス, パラチフス, 流行性角結膜炎, 急性出血性結膜炎, その他の感染症

4 − 403　登園停止の期間

感染症に罹患した子どもが登園する場合には，子どもの症状が集団生活に適応できる状態まで回復しているか，感染拡大や流行につながる心配はないかについて確認することが必要である。

第一種感染症	完全に治癒するまで	
第二種感染症 （結核および髄膜炎 菌性髄膜炎を除く）	病状により学校医その他の医師において感染のおそれがないと認めたときは，この限りではない。	
	インフルエンザ	発症した後5日，かつ乳幼児にあっては解熱した後3日（学童以上では2日）を経過するまで
	百日咳	特有の咳が消失するまで又は5日間の適正な薬による治療が終了するまで
	麻しん（はしか）	解熱した後3日を経過するまで
	流行性耳下腺炎 （おたふくかぜ）	耳下腺などの腫れが出現した後5日を経過し，かつ全身状態が良好になるまで
	風しん（三日ばしか）	発疹が消失するまで
	水痘（水ぼうそう）	全ての発疹がかさぶたになるまで
	咽頭結膜熱	主要症状が消失した後2日を経過するまで
第三種感染症 （結核および髄膜炎 菌性髄膜炎を含む）	病状により学校医その他の医師において感染のおそれがないと認めるまで	

（厚生労働省「保育所における感染症対策ガイドライン」2018〈平30〉一部改変）

4 − 404　インフルエンザに関する出席停止の考え方

インフルエンザでは「発症した後5日を経過し，かつ解熱した後2日を経過するまで」と定められている。これは発熱した翌日を第1日と数え，第5日まで休ませる，ということである。

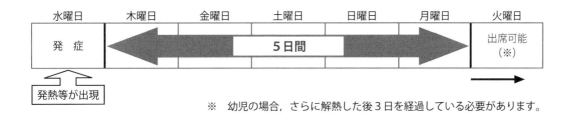

※　幼児の場合，さらに解熱した後3日を経過している必要があります。

（厚生労働省「保育所における感染症対策ガイドライン」2018〈平30〉）

5 − 501　保健的対応の基本的な考え方

保育所における保健的な対応に含まれる事項は，食事，排泄，睡眠，外出，行事等多岐にわたっており，それぞれの場において子どもの発育，発達，体調をふまえた上での適切な対応が望まれる。

保育所保育指針

第3章　健康及び安全
　保育所保育において，子どもの健康及び安全の確保は，子どもの生命の保持と健やかな生活の基本であり，一人一人の子どもの健康の保持及び増進並びに安全の確保とともに，保育所全体における健康及び安全の確保に努めることが重要となる。
　また，子どもが，自らの体や健康に関心をもち，心身の機能を高めていくことが大切である。
　このため，第1章及び第2章等の関連する事項に留意し，次に示す事項を踏まえ，保育を行うこととする。

---

5 − 502　乳児の姿勢（W字型）（M字型）

首がすわるまでは，手のひらで首と頭を支えもう一方の手をお尻に当てて抱きあげる。保育者の下腹部や腰椎部で向かい合わせで抱く。乳児の自然な姿勢である上肢 W 字型，下肢 M 字型を保つ。

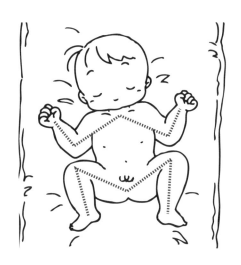

5 − 503　たて抱き

首がすわってから，保育者の胸と乳児の胸を合わせ，腰の上に乗せるようにたて抱きにする。両手で乳児のお尻と背中をしっかり支える。

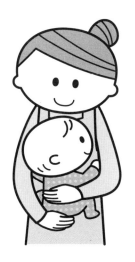

5－504　抱っこベルトを使用した抱き方

抱っこベルトを使用するときは，子どもの月齢，使用方法に従って装着する。使用時は保育者の手を乳児のお尻や背中にあてると安定する。使用時間は連続2時間以上にならないようにする。

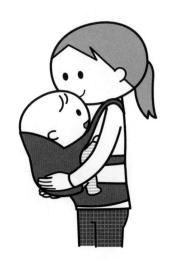

5－505　寝かせるときの注意

ベッドの中は周囲にガーゼやビニールなどを置かないようにする。マットレスや布団はやや硬めののものを使用し，枕は使わない。

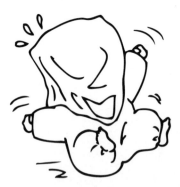

①ベッドの周囲のガーゼやビニールは，鼻や口を塞ぐことがあり，危険である。

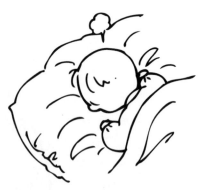

②うつぶせ寝はさせない。やや硬めの布団に寝かせる。

5 － 506　SIDS の対応

乳幼児突然死症候群（SIDS）を減少させるためには，うつぶせ寝をやめる，妊娠中および子どもの
そばではタバコを吸わない，できるだけ母乳で育てる，ことが厚生労働省により推進されている。

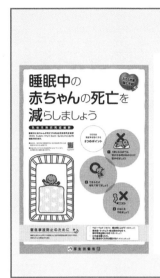

● **保育所での SIDS の対応**

- うつぶせ寝をやめ，仰向け寝にする。自分でうつぶせになっても，気づいたら仰向けにする。
- 布団は顔にかからないようにする。
- タイマーを使って定期的に体に触れ，呼吸を確認する。0 歳児は 5 分に 1 回，1 － 2 歳児は 10 分に 1 回。記録用紙にチェックする。
- 保育者は救命講習を受け，蘇生法ができるようにする。
- 睡眠中の呼吸停止への対処をマニュアル化し，訓練を行う。

5 － 507　排便処理の手順

おむつが汚れたら速やかに清潔なものと交換する。複数の子どものおむつ交換をする保育所等では，
感染防止のため，使い捨て手袋を装着して一定の場所で交換することが最善である。

❶ 準備：使い捨ておむつ交換シート・使い捨て手袋・お尻ナップ・ビニール袋

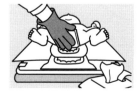

❷ 紙の上に新しいおむつをのせる

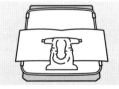

❸ 子どもをねかせる

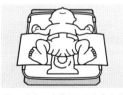

❹ ゴム手袋をつけ清拭し汚れたおむつをはずす

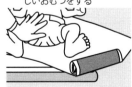

❺ 汚れたおむつとゴム手袋は，おむつ交換シートに包み新しいおむつをする

❻ おむつ交換シートに包んだ汚れものはビニール袋に入れ密封する

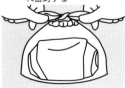

5－508　おむつの交換時の留意事項

股関節脱臼の予防として，おむつをはずしたり，差し入れたりする時は，両足首を持って上に引き上げることはせず，お尻の下に手を入れて行うようにする。

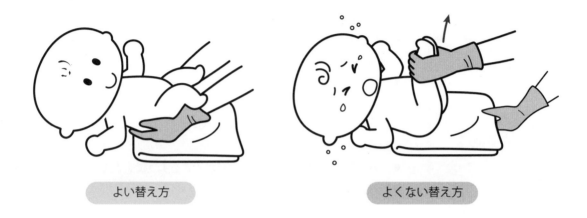

よい替え方　　　　　　よくない替え方

5－509　布おむつ

おむつはおむつカバーの上に置いて使用する。女の子は後ろが厚めになるように，男の子は前側が厚めになるようにするとよいが，乳児に合わせて調節する。

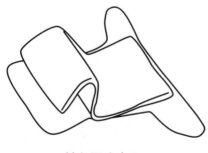

前を厚くする

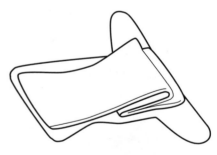

後ろを厚くする

5－510 調乳の方法

調乳は，乳児の発育に合わせて育児用粉ミルクの分量や濃度を適正に調整することである。定められた清潔な場所で行い，事前に必要な器具を消毒し，細菌に汚染されないように管理する。

① 正確な量の育児用ミルク

粉ミルクは添付のスプーンを用いてスリキリで計量する。

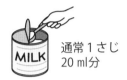

通常1さじ
20 ml分

② 出来上がり量の3分の2の湯を注ぐ
湯は70℃以上

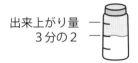

出来上がり量 ─
3分の2

びんの底を円を描くように
ゆっくり回して溶かす。

③ 出来上がり量まで湯を加える

出来上がり量は
泡の下で見る。
完全に溶かす。

④ 40℃に冷ます

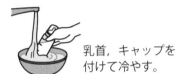

乳首，キャップを
付けて冷やす。

5－511 授 乳

欲しがる時に飲ませる自律授乳が原則である。寝かせたままの授乳は，誤嚥や頭位性中耳炎の原因になることがあるので，必ず抱いて飲ませるようにする。

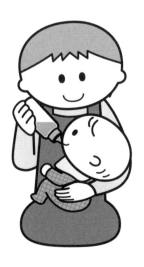

5 − 512　排気のさせ方

乳児の姿勢がまっすぐになるようにあごを保育者の肩の上にもたせかけるように縦に抱き，乳児の背中を軽くさするか，あるいはトントンと軽く叩いて排気をさせる。

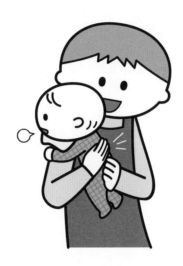

5 − 513　離乳食

手づかみ食べは，自分の意志と手と口の協調が必要であり，「自分で食べる」機能の発達を促す大切なもので，スプーン・フォーク・箸を使って食べる行動の基本となる。

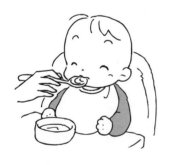

スプーンで
食べさせてもらう

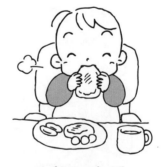

手づかみで食べる

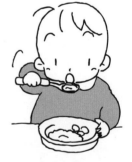

自分でスプーンを
使って食べる

5－514　離乳の進め方の目安

離乳には個人差があるので，あせらずゆっくりと乳幼児の状態に応じて進めるようにしたい。手づかみやスプーンに興味を持ち始めたら，こぼすことを気にせずに食べやすいものを与える。

	離乳の開始　→　離乳の完了			
	以下に示す事項は，あくまでも目安であり，子どもの食欲や成長・発達の状況に応じて調整する。			
	離乳初期 生後5～6か月頃	離乳中期 生後7～8か月頃	離乳後期 生後9～11か月頃	離乳完了期 生後12～18か月頃
食べ方の目安	●子どもの様子をみながら，1日1回1さじずつ始める。 ●母乳や育児用ミルクは飲みたいだけ与える。	●1日2回食で，食事のリズムをつけていく。 ●いろいろな味や舌ざわりを楽しめるように食品の種類を増やしていく。	●食事リズムを大切に，1日3回食に進めていく。 ●共食を通じて食の楽しい体験を積み重ねる。	●1日3回の食事リズムを大切に，生活リズムを整える。 ●手づかみ食べにより，自分で食べる楽しみを増やす。
調理形態	なめらかにすりつぶした状態	舌でつぶせる固さ	歯ぐきでつぶせる固さ	歯ぐきで噛める固さ
1回当たりの目安量				
Ⅰ　穀類（g）	つぶしがゆから始める。すりつぶした野菜等も試してみる。 慣れてきたら，つぶした豆腐・白身魚・卵黄等を試してみる。	全がゆ 50～80	全がゆ90～軟飯80	軟飯80～ご飯80
Ⅱ　野菜・果物（g）		20～30	30～40	40～50
Ⅲ　魚（g）		10～15	15	15～20
又は肉（g）		10～15	15	15～20
又は豆腐（g）		30～40	45	50～55
又は卵（個）		卵黄1～全卵1/3	全卵1/2	全卵1/2～2/3
又は乳製品（g）		50～70	80	100
歯の萌出の目安		乳歯が生え始める。	1歳前後で前歯が8本生えそろう。 離乳完了期の後半頃に奥歯（第一乳臼歯）が生え始める。	
摂食機能の目安	口を閉じて取り込みや飲み込みが出来るようになる。	舌と上あごで潰していくことが出来るようになる。	歯ぐきで潰すことが出来るようになる。	歯を使うようになる。

※衛生面に十分に配慮して食べやすく調理したものを与える

5−515　沐浴の準備

沐浴は，沐浴槽やベビーバスを使って入浴させることである。沐浴の目的は，①皮膚を清潔にする，②血液の循環をよくして新陳代謝を高める，③全身の観察ができることである。

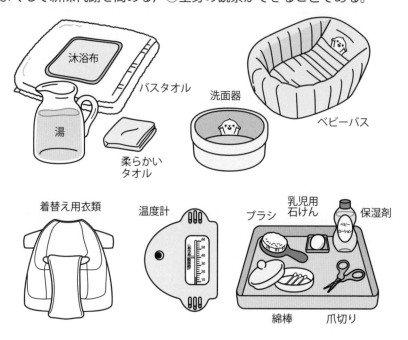

5−516　沐浴について配慮すること

湯　温	適温は季節や室温によっても異なるが，熱傷には注意する。また，湯温と室温の差が激しい冬場は，湯冷めに注意する。
健康観察	体調不良時には無理に沐浴をさせず，顔，首，お尻など汚れやすい部分を中心に部分浴や清拭でもよい。
衣服の着脱	衣服の着脱に伴い，腕や股関節の脱臼に注意する
頭部の支え方	頭が重く首が座っていないうちは，頭部をしっかりと支え，耳や鼻に水が入らないようにする
背中の洗い方	体位変換の時，顔を湯に浸けたり，不安定な姿勢で湯船に沈めたりする危険があるので注意する。（5-518，519　背中の返し方参照）
沐浴のタイミング	嘔吐する可能性のある授乳直後，空腹時，泣いて機嫌が悪い時は避ける。
グルーミング	耳や鼻の水を拭きとるとき，鼓膜や鼻粘膜は傷つきやすいので，綿棒を深く入れすぎないように注意する。また，爪が柔らかく指が細く短いので，爪を切る際には，ハサミで指を切ったり傷つけないように注意する。
転倒などの事故	床で滑って子どもを落としたりしないよう注意する。

5 － 517　乳児の沐浴1

保育所では，乳児期を通して必要時沐浴槽で沐浴をさせているが，家庭では，生後1か月頃までは，全身の抵抗力が弱く感染しやすいためベビーバスを使って入浴させるほうがよい。

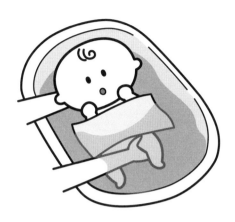

沐浴布を胸の上から両手をくるむようにかけ，片側の手で肩・首・両耳の下あたりを支え，もう一方の手で股間からお尻を支えて抱き上げ，足からゆっくりベビーバスに入れる。

5 － 518　乳児の沐浴2

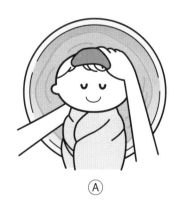

Ⓐ

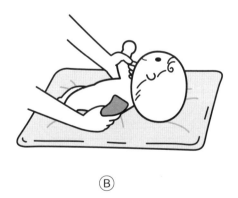

Ⓑ

乳児の沐浴方法には，この他にも，ベビーバスに入れる前に顔と頭を洗う方法（Ⓐ），ベビーバスの外で石けんを使用する方法（Ⓑ）などがある。

5 − 519　背中の返し方1

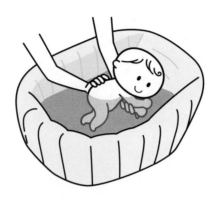

前腕に乳児の首と頭を置き，左（右）手の親指と人差し指で乳児の両手を持つように背中を返す。

5 − 520　背中の返し方2

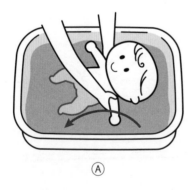
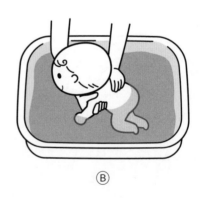

Ⓐ　　　　　　　　　　　　　　Ⓑ

①身体を洗っている右手（左手）で乳児の左（右）わきに手を入れ，親指は肩に，残りの指は脇の下で腕をつかむように入れる。（Ⓐ）
②頭部を支えている手で乳児を起こしてうつ伏せにする。右（左）前腕に乳児の右腕をのせ，顔が水につからないようにする。（Ⓑ）

5－521　衣服による事故の防止

子どもと保護者には，どのような形のものがなぜ危険なのか，視覚的な理解を得やすい方法で指導したい。固定遊具で遊ぶ際は，リュックサックやかばんを外すようくり返し教えるようにする。

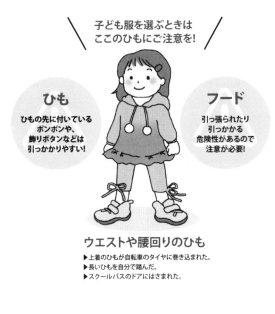

子ども服を選ぶときは
ここのひもにご注意を！

ひも
ひもの先に付いている
ポンポンや、
飾りボタンなどは
引っかかりやすい！

フード
引っ張られたり
引っかかる
危険性があるので
注意が必要！

ウエストや腰回りのひも
▶上着のひもが自転車のタイヤに巻き込まれた。
▶長いひもを自分で踏んだ。
▶スクールバスのドアにはさまれた。

（経済産業省）

5－522　保育におけるアレルギー対応の基本原則

> ●全職員を含めた関係者の共通理解の下で，組織的に対応する
> 　・アレルギー対応委員会などを設け，組織的に対応する
> 　・アレルギー疾患対応のマニュアルの作成と，これに基づいた役割分担を行う
> 　・記録に基づく取り組みの充実や緊急時・災害時などさまざまな状況を想定した対策をとる
> ●医師の診断指示に基づき，保護者と連携し，適切に対応する
> 　・生活管理指導表に基づく対応が必須である
> ●地域の専門的な支援，関係機関との連携の下で対応の充実を図る
> 　・自治体支援の下，地域のアレルギー専門医や医療機関，消防機関との連携を図る
> ●食物アレルギー対応においては安全を優先する
> 　・完全除去対応（提供するか，しないか）
> 　・家庭で食べたことのない食物は，基本的に保育所では提供しない

（厚生労働省「保育所におけるアレルギー対応ガイドライン」2019〈令1〉）

5 − 523　エピペンの使用方法

エピペンは,アナフィラキシー症状の進行を一時的に緩和し,ショックを防ぐための補助治療剤（アドレナリン自己注射薬）で,出現リスクの高い患者は医師により処方され保有できる。

エピペン® 使用の手順

子どもに声をかけながら,できる限り複数の教職員で対応する。

1. **注射ができる体制を整える**
   - 仰向けに寝かせる
   - 自分は,子どもの脇に座る
   - 手足が動かないように押さえる

2. **エピペン® をケースから取り出して,利き手で握る**
   - オレンジ先端が注射側,青色が安全キャップ
   - 利き手に「グー」で握る
   - 握ったら,できる限り持ち替えない

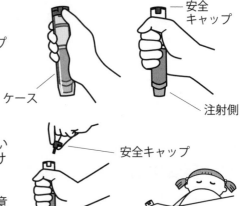

ケース

安全キャップ

注射側

3. **注射部位を決めてから,安全キャップを引き抜く**
   - 自分の位置と反対側の太ももが打ちやすい
   - 注射部位は,太もも前外側,足の付け根と膝の中央
   - ズボンを脱がせる必要はない
   - ポケット内のものに当たらないよう注意
   - 青い安全キャップを,真っ直ぐ引き抜く

安全キャップ

4. **太ももに注射する**
   - オレンジ色の先端を目標位置に軽くあてる
   - そのまま垂直にグッと押し付ける
   - "パン！" と音がしたら押し当てたまま 5秒間待つ

●介助者がいる場合

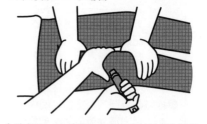

5. **注射完了の確認**
   - エピペン® を太ももからゆっくり離す
   - オレンジ色のニードルカバーが伸びていれば注射完了
   - 伸びていなければ ③ に戻る
   - 使用後のエピペンは,病院に持っていく

介助者は,子どもの太ももの付け根と膝をしっかり押さえ,動かないように固定する。

注射前

注射後

6. **観察と記録**
   - 注射部位は,軽く揉む
   - 注射した時間を記録
   - 症状をよく観察する（分単位で変化する）

効果は1〜2分で出現し,15〜20分持続する

5 − 524　発達障害

発達障害は，生まれつきの脳機能の発達に関係する障害で，自閉スペクトラム症（ASD），注意欠如・多動症（AD/HD），限局性学習症（SLD），チック症，吃音などがある。

知的発達症
（知的障害）など

自閉スペクトラム症
ASD(Autism Spectrum Disorder)

・社会的コミュニケーション，
　対人的相互関係の困難
・行動や興味の偏り

限局性学習症（学習障害）
SLD(Spectrum Learning Disorders)

・読字障害（ディスレクシア）
・書字表出障害（ディスグラフィア）
・算数障害（ディスカリキュリア）

注意欠陥・多動症
ADHD
(Attemtion-Deficit Hyperactivity Disorder)

・読字障害（ディスレクシア）
・書字表出障害（ディスグラフィア）
・算数障害（ディスカリキュリア）

6 - 601　職員間の連携と協働

保育所における保健活動は，さまざまな職種の人々との協働作業の上に成り立っている。対話による相互理解と支え合いによって，対等で尊重し合える関係の構築を目指すことが重要である。

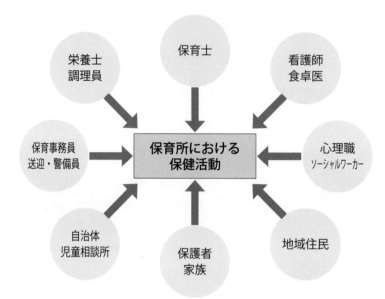

6 - 602　保育所における保健活動

保育の根幹である " 子どもの健康及び安全の確保 " の具体化である保健活動を展開するために保健計画は作成される。保健計画は，保育内容の全体計画である保育課程の重要な構成要素になる。

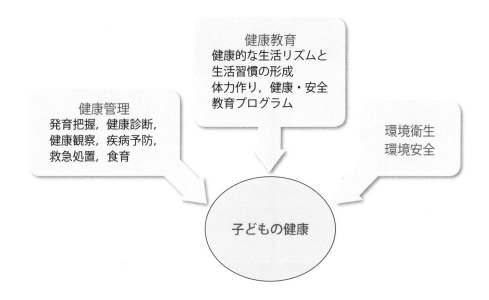

6 - 603　保健だよりの例

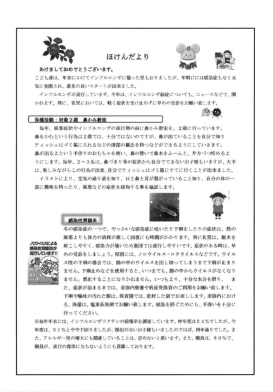

6－604　A公立保育園　年間保健計画（例）

保健計画の内容は，健康管理，健康教育，環境衛生・環境安全の三つに大別される。これらの内容を，年間・月間・クラスごとに作成する。

○○年度　年間保健計画　　　　　　　　　　　　　　　　　　　　　　　○○園

年間目標	○食事，睡眠，遊びなど一日を通した生活リズムを整え，心身の健康づくりの基礎をつくる ○日々の保育の中で子どもたちが健康に関心を持ち，基本的な清潔や健康の習慣がつくようにする ○一人一人の発育・発達状況や日々の健康状態に配慮しながら，日常的な遊びや運動遊びなどを通して体力作りができるようにする			
	I期（4月・5月）	II期（6月・7月・8月）	III期（9月・10月・11月・12月）	IV期（1月・2月・3月）
目標	・一人一人の子どもの健康状態を把握し園生活になれ安定感を持って過ごせるようにする ・一人一人の生活習慣の状態を把握し生理的欲求を十分満たせるようにする ・衛生管理マニュアルにそった健康管理をする	・虫歯予防に努める ・梅雨時の衛生，健康に気をつける ・夏の暑さに留意し快適に生活できるようにする ・水遊びを楽しみ，健康増進が図れるようにする ・生活リズムの大切さを伝える	・運動会に向けて体力をつける ・薄着の習慣を身につける ・目の健康に気をつける ・歯みがきの習慣を身につける ・風邪，インフルエンザ，嘔吐，下痢の予防に努め，健康増進が積極的に図れるようにする	・戸外で全身運動をし，寒さに負けない体力づくりをする ・生活リズムの確立をめざす ・一年間の成長を感じ生活を振り返る ・耳，鼻の健康に気をつける
子どもの活動	・十分な戸外遊び ・園生活のリズムを身につける ・春の健康診断 ・身体測定（毎月実施） ・0歳児健診（毎月実施）	・歯の衛生集会 ・プール前健康診断 ・0歳児，沐浴 ・プール遊び，水遊び ・皮膚，頭髪の清潔	・生活リズムの立て直し ・衣服の調節をする ・秋の健康診断 ・歯科検診	・寒さに負けない戸外遊び ・節分行事の参加 ・やけどに注意する ・大きくなったことを感じ喜ぶ
留意点	・緊急連絡先の確認と記録をする ・子どもの身体的特徴の把握（発育状況・既往歴・予防接種状況・体質・特徴），記録をする ・保健的で安全な環境を提供する ・アレルギー児の状況や除去食の対応，与薬児，健康配慮児を全職員に周知徹底する ・登園時の手洗い，うがいのお願いをする ・室内の温度，湿度，換気に配慮し衛生管理に気をつけ，清潔に過ごす ・園児健康診断の結果を記録し活用する ・歯の大切さを知らせていく	・夏の暑さに対応する（室内の温度，水分補給，休息，汗の始末，服の着替え，木陰での活動等，健康状態の把握） ・プールでの事故防止，衛生管理を職員に周知する ・水遊び，プール遊びの時期は子どもの健康状態の観察を強化する	・感染症の園内の発生状況を職員に周知し，対応していく ・手洗いうがいの励行を職員，保護者や子どもに再度伝え，園内感染を防ぐ ・室内の換気，室温，湿度に注意 ・気温や運動量に合わせて衣服調整できるように年齢に合った声がけや援助をする ・体調に合わせ薄着の習慣を身につけ健康な生活を作り出せる様にする ・歯科検診によりむし歯の治療をすすめ歯の大切さを知らせる	・生活リズムが乱れる事の多い年末年始の生活を整える ・節分では事故に注意して豆を取り扱う ・耳，鼻のしくみを子どもの年齢に合わせて伝え，大切さを知らせる
保護者への保健指導	・調査票の記入，提出の依頼 　緊急連絡票・健康調査票・保険証番号・乳児医療証・かかりつけ医師の確認をする ・登園許可証の説明 ・日本スポーツ振興センター加入の説明 ・衛生管理マニュアルにそった理解と協力の依頼 ・アレルギー児や宗教上の理由による給食除去のための面談及び与薬児童の面談実施と関係書類の提出依頼 ・健康診断，必要に応じて受診をすすめる ・規則正しい生活習慣の大切さを知らせる ・予防接種の励行と助言 ・保健だよりの配付による情報の通知（月1回） ・園内発生感染症の掲示 ・手洗い，うがいの大切さを周知	・梅雨期の衛生管理 ・食中毒の防止 ・とびひ時の園対応について理解を求める ・夏の感染症や暑い時期の過ごし方について指導をする ・健康診断結果の報告，必要に応じて受診をすすめる ・規則正しい生活習慣の大切さを知らせる	・嘔吐，下痢についての情報を通知し感染予防もふくめ処理の仕方も伝える ・薄着について知らせる ・健康診断，歯科検診結果の報告，必要に応じて受診をすすめる ・運動会の練習時の家での注意点を伝える（早寝，早起き，十分な食事，休息，の大切さ） ・乳歯の役割の大切さを伝え，むし歯予防を働きかける	・新入園児説明会において，内定児の保護者に健康管理に関する説明をする ・やけどについての注意，啓発をする ・耳，鼻の大切さを知らせ，疾病がある時は受診をすすめる（特に滲出性中耳炎は発見が遅れるので具体的な症状を知らせる）
環境整備	・健康カードのチェック ・医務室の環境整備 ・救急薬品，材料等医療品の点検 ・玩具等の清掃と室内整備，安全点検 ・固定遊具の安全点検及び園庭整備 ・砂場の清潔	・害虫駆除 ・歯みがき指導に関わる環境設定 ・プール，プール用玩具の安全点検 ・プール試薬の保管や取り扱いを職員に指導	・AED機器の点検及び職員に取り扱い方を再指導 ・運動会に使う体育用品の安全点検 ・嘔吐，下痢の処理を確実に行う手順の確認	・健康記録簿，児童票整理 ・園児健康状態の引継ぎ ・予防接種の実施状況の確認 ・新入園児健診の結果の把握と記録 ・次年度に向け 　保健関係書類の形式見直しと作成 　保健計画の反省と見直し及び作成

6 - 605　A 公立保育園　月間保健計画（例）

作成された保健計画は，日・週・月・季節・行事などの保育の場において，保健や安全の視野に立った"保健活動"があわせて計画的に進められる必要がある。

○○　年度		保健計画 (月間)		○○園

年間目標	○ 0歳児 衛生的で安全な環境の中，情緒の安定をはかり，離乳・歩行の完成，発達への援助をする ○ 全園児 健康状態及び傷病児を把握し，適時適切な対応をする ○ 保護者 保健・安全・衛生活動の実際を保護者に伝えたり情報提供を行い，理解と協力を得る ○ 地域 連携園と協力し保健衛生活動を実施する	配慮事項	• 保護者と信頼関係を築き・クラス間ではコミュニケーションを深め，常に衛生的で安全な環境を作り個々の成長発達を相互に確認していく • 1日1回巡回し健康状態の把握をする • 園全体で取り組む衛生活動の徹底に努力する • 傷病発生時の適切な対応を職員全員が行えるようにる • ほけんだよりを毎月発行し，保育園での活動を伝える • 適宜質問に応じ保健相談を受ける

月	月別保育目標	保健行事	保健目標	ほけんだより内容
4月	**楽しい保育園** 入園・進級を喜び，新しい環境に慣れる	春季健診	体調に留意し園生活になれるようにする	登園時の健康チェックの再確認 手洗い・清潔の確認 春の感染症について
5月	**友だち大好き** 友達と一緒に元気に遊ぶ	0歳児健診	つめ・身体の清潔に留意する 事故・けがの無いよう元気に体を動かせるようにする	薄着・体を動かす時の安全について (動きやすい服装・くつの選択・サイズ・清潔について)
6月	**雨でも楽しいね** 梅雨期を健康に楽しく過ごす	プール前健診 歯の衛生週間	食中毒に注意し・清潔に心がける 歯の衛生・虫歯について理解し，歯みがきの大切さを知る	梅雨時の衛生について (手洗い・食中毒・除菌) 歯みがき・虫歯予防
7月	**うれしい水あそび** 夏の遊びを楽しむ	0歳児健診	安全で衛生的に水遊びを楽しむ 皮膚の清潔に心がける	夏季の感染症について 紫外線について 皮ふの清潔 (とびひ・虫刺されなど)
8月	**太陽と友だち** 夏の自然に親しむ	0歳児健診	安全で衛生的に水遊びを楽しむ 暑さ・紫外線に留意し元気に遊ぶ	夏の体調の整え方 (衣服・環境など) 熱中症について
9月	**体を動かそう** のびのびと運動遊びを楽しむ	0歳児健診	体調をととのえて元気に遊ぶ 事故・けがの無いように運動遊びを楽しめるようにする	生活リズムについて (睡眠と骨の形成・成長について)
10月	**散歩に行こう** 秋の自然にふれて遊ぶ	秋季健診 歯科検診	かぜに負けない丈夫な体をつくる 歯・眼の大切さを知る	衣服の調節について インフルエンザ予防接種について
11月	**うたおう・おどろう** 友達と一緒に表現遊びを楽しむ	0歳児健診	かぜの予防に努め元気に遊ぶ	かぜに負けない体づくり (生活・食事・環境) 冬季感染症につて
12月	**子どもは風の子** 寒さに負けず元気に過ごす	0歳児健診	寒さに負けず元気に遊ぶ かぜや流行性疾患の予防に努める	年末年始の体調管理について 流行の感染症について (インフルエンザ・感染性胃腸炎など)
1月	**うれしいお正月** お正月遊びを楽しむ	0歳児健診	生活のリズムを整える	お正月後の生活リズムづくり 冬季の室内環境の安全について
2月	**みんな友だち** 異年齢の友だちとの遊びを楽しむ	0歳児健診 新入園児健診	気温の寒暖・湿度に留意して元気にすごす	かぜ・インフルエンザの悪化予防 冬のけが予防
3月	**大きくなったね** 大きくなったことを喜び入学や進級に向けて期待をもつ	0歳児健診 新入園児説明会	1年間の成長を振り返り，成長の喜びを知る	1年の成長・健康・保健のまとめ
備考	AEDの点検と職員への使い方確認　　「保育所におけるアレルギー対応ガイドライン」の改訂に伴う職員間の確認 感染症の流行状況を把握し，職員・保護者に知らせ適切な対応を実施する 次年度に向けて保健関係書類の見直しと作成，保健計画の反省と見直し及び作成			
反省	保健衛生活動を，園児・保護者・職員と協力しながら実施することができた。 食物アレルギー・感染症対応について最新の情報を把握するとともに職員間に共通認識ができるよう繰り返し説明と確認を実施した。			

6 － 606　健やか親子 21（第 2 次）のイメージ

2000（平成 12）年にわが国の 21 世紀における母子保健の取り組みの方向性が「健やか親子 21」に示され，2015（平成 27）年からは「健やか親子 21（第 2 次）」が始まっている。

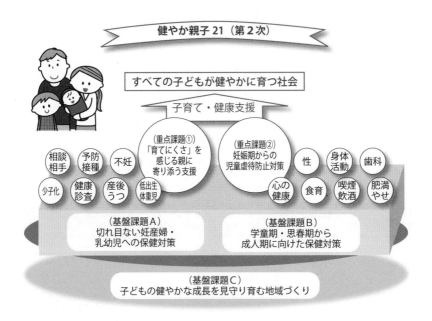

6 － 607　母子保健対策の体系

わが国の母子保健施策は，思春期から妊娠，出産，育児期にわたる母子が，保健相談や訪問指導，健康診査，療養援護のほか，医療援護等のサービスが受けられるよう体系化されている。

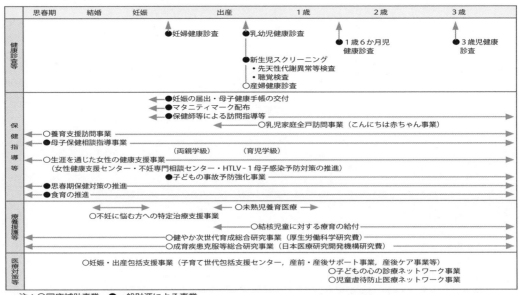

（厚生労働統計協会編集・発行『図説　国民衛生の動向 2018/2019』2018, p.111）

6 − 608　母子保健法の概要

母子保健法は，特に母性，乳幼児に対する保健指導，健康診査，医療その他の措置を講じている法律である。

目的	○母性並びに乳児及び幼児の健康の保持及び増進を図るため，母子保健に関する原理を明らかにするとともに，母性並びに乳児及び幼児に対する保健指導，健康診査，医療その他の措置を講じ，もって国民保健の向上に寄与することを目的とする。	
定義	妊産婦	妊娠中又は出産後１年以内の女子
	乳児	１歳に満たない者
	幼児	満１歳から小学校就学の始期に達するまでの者
	新生児	出生後28日を経過しない乳児
主な規定	1　保健指導（10条）	市町村は，妊産婦等に対して，妊娠，出産又は育児に関し，必要な保健指導を行い，又は保健指導を受けることを勧奨しなければならない。
	2　健康診査（12条，13条）	・市町村は１歳６カ月児及び３歳児に対して健康診査を行わなければならない。 ・上記のほか，市町村は，必要に応じ，妊産婦又は乳児若しくは幼児に対して，健康診査を行い，又は健康診査を受けることを勧奨しなければならない。
	3　妊娠の届出（15条）	妊娠した者は，速やかに市町村長に妊娠の届出をしなければならない。
	4　母子健康手帳（16条）	市町村は，妊娠の届出をした者に対して，母子健康手帳を交付しなければならない。
	5　低出生体重児の届出（18条）	体重が2,500g未満の乳児が出生したときは，その保護者は，速やかに，その旨をその乳児の現在地の市町村に届け出なければならない。
	6　養育医療（20条）	市町村は，未熟児に対し，養育医療の給付を行い，又はこれに代えて養育医療に要する費用を支給することができる。

6 - 609　マタニティマーク

母子健康手帳交付とあわせてマタニティマークが無償で配布される。妊婦が交通機関を利用する際に身につけることにより周囲の配慮を促すことを目的としている。主要駅などでも配布している。

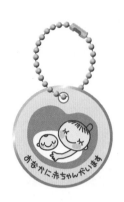

6 - 610　乳児家庭全戸訪問事業（こんにちは赤ちゃん事業）と養育支援訪問事業

乳児家庭全戸訪問事業は，生後4か月までの乳児のいるすべての家庭を訪問し支援を行う。訪問において養育支援が特に必要と認められる家庭に関しては，より専門的な養育支援訪問事業を行う。

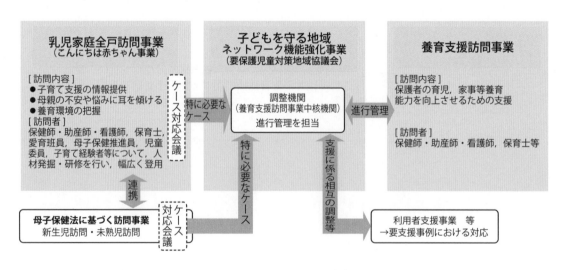

（内閣府・文部科学省・厚生労働省『子ども子育て支援新制度ハンドブック　施設・事業者向け』2015年7月改訂版　p.21　一部加筆：母子保健法に基づく訪問事業の下部）

6 − 611　妊婦健康診査

妊婦は母子保健法第 13 条により，妊娠中は母体と胎児の健康維持のため，市町村が定めた方法で健康診査を受けることができる。近年，出産年齢の上昇により健康診査の重要性が増している。

妊婦健康診査について

根　拠

○　母子保健法第 13 条（抄）
　市町村は，必要に応じ，妊産婦又は乳児若しくは幼児に対して，健康診査を行い，又は健康診査を受けることを勧奨しなければならない。

妊婦が受診することが望ましい健診回数

※妊婦に対する健康診査についての望ましい基準（平成 27 年 3 月 31 日厚生労働省告示第 226 号）
①　妊娠初期より妊娠 23 週（第 6 月末）まで　　　　　：4 週間に 1 回
②　妊娠 24 週（第 7 月）より妊娠 35 週（第 9 月末）まで：2 週間に 1 回
③　妊娠 36 週（第 10 月）以降分娩まで　　　　　　　：1 週間に 1 回
　（※これに沿って受診した場合，受診回数は 14 回程度である。）

公費負担の現状（平成 28 年 4 月現在）

○　公費負担回数は，全ての市区町村で 14 回以上実施
○　里帰り先での妊婦健診の公費負担は，全ての市区町村で実施
○　助産所における公費負担は，1,739 の市区町村で実施（1,741 市区町村中）

（厚生労働省 2019 年 2 月 15 日 第 1 回 妊産婦に対する保健・医療体制の在り方に関する検討会 資料 2）

6－612　子どもの年齢や保護者の就労状況などに応じた様々な支援

2015（平成27）年から，地域のすべての子育て家族への支援を質量ともに支える「子ども・子育て支援新制度」がスタートしており，地域のニーズに応じたさまざまな支援を行っている。

保護者の状況	子どもの年齢		
	0～2歳	3～5歳	小学生
仕事や介護などで子どもを見られない日が多い（家庭以外での保育が必要）	・保育所 ・認定こども園 ・地域型保育（家庭的保育（保育ママ），小規模保育など）	・保育所 ・認定こども園	・放課後児童クラブなど
ふだん家にいて子どもと一緒に過ごす日が多い（家庭での保育が可能）	・一時預かり ・地域子育て支援拠点など	・幼稚園 ・認定こども園 ・一時預かり ・地域子育て支援拠点など	
すべての子育て家庭	・利用者支援 ・乳児家庭全戸訪問 ・ファミリー・サポート・センター ・子育て短期支援（ショートステイ，トワイライトステイ） ・養育支援訪問　　など		

（政府広報オンライン「子ども子育て支援新制度とは？」平成29年9月12日）

6－613　妊娠期から子育て期にわたる切れ目のない支援を行うための包括支援体制

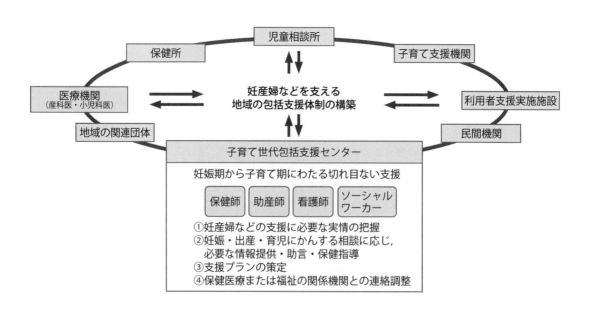

（内閣府「子ども子育て支援新制度について」2019〈令1〉）

6 － 614　児童虐待による死亡事例における児童数の推移

児童虐待に関する相談件数や心中を含めた児童虐待による死亡数の増加傾向を背景に，「児童虐待の防止等に関する法律」「児童福祉法」「民法（改正）」などにより法の整備が図られている。

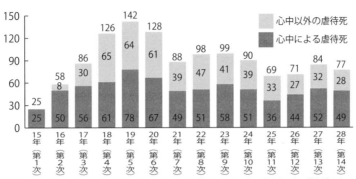

社会保障審議会児童部会児童虐待等要保護事例の検証に関する専門委員会による検証結果より
（注1）平成15年～平成19年までは暦年。平成20年度以降は年度
（注2）平成15年はH15.7.1～H16.12.31の6か月間
（注3）平成19年はH19.1.1～H20.3.31の15か月間

（「児童虐待防止対策の今後の取組みについて」2015年7月22日（水）厚生労働省雇用均等・
児童家庭局総務課虐待防止対策室　p.6）

6－615　保育所児童保育要録

保育所保育指針では保育所から小学校までを通じて子どもの育ちを支えていくため，すべての入所児童について，保育所から就学先となる小学校へ「保育所児童保育要録」を送付することとした。

保育所児童保育要録（保育に関する記録）　　（様式の参考例）

本資料は，就学に際して保育所と小学校（義務教育学校の前期課程及び特別支援学校の小学部を含む。）が子どもに関する情報を共有し，子どもの育ちを支えるための資料である。

ふりがな		保育の過程と子どもの育ちに関する事項	最終年度に至るまでの育ちに関する事項
氏　名		（最終年度の重点）	
生年月日	年　　月　　日		
性　別		（個人の重点）	
ねらい（発達を捉える視点）		（保育の展開と子どもの育ち）	
健康	明るく伸び伸びと行動し，充実感を味わう。		
	自分の体を十分に動かし，進んで運動しようとする。		
	健康，安全な生活に必要な習慣や態度を身に付け，見通しをもって行動する。		
人間関係	保育所の生活を楽しみ，自分の力で行動することの充実感を味わう。		
	身近な人と親しみ，関わりを深め，工夫したり，協力したりして一緒に活動する楽しさを味わい，愛情や信頼感を持つ。		
	社会生活における望ましい習慣や態度を身に付ける。		
環境	身近な環境に親しみ，自然と触れ合う中で様々な事象に興味や関心をもつ。		
	身近な環境に自分から関わり，発見を楽しんだり，考えたりし，それを生活に取り入れようとする。		
	身近な事象を見たり，考えたり，扱ったりする中で，物の性質や数量，文字などに対する感覚を豊かにする。		
言葉	自分の気持ちを言葉で表現する楽しさを味わう。		
	人の言葉や話などをよく聞き，自分の経験したことや考えたことを話し，伝え合う喜びを味わう。		
	日常生活に必要な言葉が分かるようになるとともに，絵本や物語などに親しみ，言葉に対する感覚を豊かにし，保育士等や友達と心を通わせる。		
表現	いろいろなものの美しさなどに対する豊かな感性をもつ。		
	感じたことや考えたことを自分なりに表現して楽しむ。	（特に配慮すべき事項）	
	生活の中でイメージを豊かにし，さまざまな表現を楽しむ。		

幼児期の終わりまでに育ってほしい姿

※各項目の内容等については，別紙に示す「幼児期の終わりまでに育ってほしい姿について」を参照すること。

幼児期の終わりまでに育ってほしい姿
健康な心と体
自立心
協同性
道徳性・規範意識の芽生え
社会生活との関わり
思考力の芽生え
自然との関わり・生命尊重
数量や図形，標識や文字などへの関心・感覚
言葉による伝え合い
豊かな感性と表現

　保育所における保育は，養護及び教育を一体的に行うことをその特性とするものであり，保育所における保育全体を通じて，養護に関するねらい及び内容を踏まえた保育が展開されることを念頭に置き，次の各事項を記入すること。
〇保育の過程と子どもの育ちに関する事項
※最終年度の重点：年度当初に，全体的な計画に基づき長期の見通しとして設定したものを記入すること。
※個人の重点：1年間を振り返って，子どもの指導について特に重視してきた点を記入すること。
※保育の展開と子どもの育ち：最終年度の1年間の保育における指導の過程と子どもの発達の姿（保育所保育指針第2章「保育の内容」に示された各領域のねらいを視点として，子どもの発達の実情から向上が著しいと思われるもの）を，保育における子どもの生活を全体的，総合的に捉えて記入すること。その際，他の子どもとの比較や一定の基準に対する達成度についての評定によって捉えるものではないことに留意すること。あわせて，就学後の指導に必要と考えられる配慮事項等について記入すること。別紙を参照し，「幼児期の終わりまでに育ってほしい姿」を活用して子どもに育まれている資質・能力を捉え，指導の過程と育ちつつある姿を分かりやすく記入するように留意すること。
※特に配慮すべき事項：子どもの健康の状況等，就学後の指導において配慮が必要なこととして，特記すべき事項がある場合に記入すること。
〇最終年度に至るまでの育ちに関する事項
　子どもの入所時から最終年度に至るまでの育ちに関し，最終年度における保育の過程と子どもの育ちの姿を理解する上で，特に重要と考えられることを記入すること。

●《歯に強い保育士になろう》 口腔外傷と応急手当編

　運動機能の未発達や危険に対する認識の欠如などから乳幼児が歯や口腔にけがをすることがあり，それは室内でも屋外でも起こる。口唇や口周囲，口腔粘膜の損傷，歯牙の打撲，歯の破折，歯の脱臼（歯が抜ける，抜けそうになるなど），顎骨の骨折などが起こる。意識障害や出血，咬合異常などを伴うこともある。

　外傷で口の周りを打撲して，上下の前歯の一部が欠けたり，歯が折れたり，歯が動いたり，完全に抜けたりすることがある。歯の陥入（めり込む）が起こることもある。乳幼児の乳前歯は年齢によってはすでに歯根が吸収され始めていることもあり，比較的軽い打撲でも動揺することがある。

　外傷の受傷時に何かを口にくわえていなかったか，室内なのか砂場なのかあるいは溝のような汚いところだったかなど受傷状況を把握することは治療に影響することがあり必要である。また，受傷時の意識状態や口，鼻，耳からの出血の有無なども重要な情報である。基本的な応急手当は他の外傷と同様であるが，意識喪失，頭部や顔面の大きな外傷や拍動性の出血などの場合は救急車を要請する。その間，指令センター等の指示を仰ぎながら応急手当を行う。

　口の周りの打撲で口の中にも出血がみられない場合や口の周りの打撲と軽い擦過傷の場合は経過観察をする。口や顔の外傷により歯が動揺して周囲の歯肉から出血している場合，歯が欠けている場合などは歯科医を受診する必要がある。口唇や舌の裂傷が生じていることもある。このような場合は損傷部位に砂や小石が付着していないか注意する。受傷部を水などで洗うこともよい。創に対する応急処置は止血と創の固定である。

　口の周りの外傷の場合，自分の歯で口唇や口腔粘膜を傷つけ，それによる出血を認めることが多い。傷が汚れていれば流水等で洗い流し，落ち着いて清潔なガーゼを噛ませるなどして圧迫し止血を試みる。止血しなければ歯科医を受診する。傷が小さく止血できた場合はそのまま経過観察してよいが，傷が深い場合もあり，歯の動揺などがなくとも傷が深いと思われる場合は歯科医を受診する。

　永久歯が完全に抜けてしまっている場合は抜けた歯を乾燥させないように，できれば牛乳などにつけて，歯科医に持参すると抜けた歯をもとの場所に戻せる場合がある（歯の再植）。部位的に上の前歯の場合が多い。外傷の程度によっては顎骨骨折のこともあり，腫れや痛みが強く，上下の歯が噛み合わないときや意識喪失，ショック症状などが見られるときは早急に医療機関に受診あるいは救急車を要請する必要がある。

　歯の外傷は乳歯，永久歯双方に影響を及ぼし，完全治癒まで長期間を要することがあり，子どもや保護者の心身の苦痛は大きい。保育現場においては歯・口の外傷を予防する環境づくりのため，施設，遊具などの安全点検を行うとともに，校内・地域における犯罪防止対策，交通安全などを行う。日頃から生活安全に関する意識をもち行動できるよう，年令に応じた指導も大切である。

歯科医　平岩清貴

●子どもの権利条約 （政府訳より要約）

（1989 11.20　国連第 44 回総会採択　1990.9.2 発効）

第1条　児童とは，18歳未満のすべての者をいう。ただし，適用される法律により早く成年に達したものを除く。

第2条　児童は，いかなる差別もなしに，この条約に定める権利を尊重する。

第3条　児童に関するすべての措置をとるに当っては，児童の最善の利益が考慮される。

第4条　締約国は，この条約に認められる権利実現のため，最大限の範囲内で措置を講ずる。

第5条　親または法廷保護者の児童に，指導の責任，権利，義務を尊重する。

第6条　児童の生存と発達を最大限に確保する。

第7条　児童は，出生の時から氏名と国籍を取得する権利を有する。

第8条　児童の身元確認事項を保持する権利を尊重する。

第9条　児童は，その意志に反して，父母から分離されないことを確保する。

第10条　父母と異なる国に居住する児童は，再統合を目的とする出入国，定期的接触を維持する権利を有する。

第11条　児童が不法に国外へ移送されることを防止し及び国外から帰還することができない事態を除去する。

第12条　児童は，自由に自己の意志を表明する権利を確保する。

第13条　児童は，表現の自由についての権利を有する。

第14条　締約国は，思想，良心及び宗教の自由について児童の権利を尊重する。

第15条　結社の自由及び平和的な集会の自由についての児童の権利を認める。

第16条　児童の私生活，家族，住居，通信に対し，不法に干渉されない。

第17条　締約国は，国の内外からの多様な情報及び資料を利用する権利を有する。

第18条　児童の養育及び発達について父母が共同の責任を有するという原則についての認識を確保する。

第19条　締約国は，あらゆる虐待から児童を保護する立法上，行政上，社会上，教育上の措置をとる。

第20条　家庭環境を奪われた児童は，国が与える特別の保護及び援助を受ける権利を有する。

第21条　養子縁組みの制度を認める締約国は，児童の最善の利益について，最大の考慮が払われることを確保する。

第22条　難民の児童は，適当な保護及び人道的援助を受ける。

第23条　精神的または身体的な障害を有する児童は，その尊厳を確保する。

第24条　締約国は，到達可能な最高水準の健康を享受すること並びに病気の治療及び健康の回復のための児童の権利を認める。

第25条　身体または精神の養護，保護または治療の目的として収容された児童の権利を認める。

第26条　社会保障からの給付を受ける権利を認める。

第27条　身体的，精神的，道徳的及び社会的な発達のための相当な生活水準についての権利を認める。

第28条　教育についての児童の権利を認める。

第29条　児童の教育は，人格，才能並びに精神的及び身体的な能力を可能な最大限度まで発達させることを指向する。

第30条　小数民族や原住民である児童は，その集団の他の構成員とともに，自己の文化を享受し，宗教を信仰し，自己の言語を使用する権利を認める。

第31条　休息，余暇についての児童の権利を認める。

第32条　児童は，経済的な搾取から保護され，教育，健康，道徳，社会的な発達に有害となる労働から保護される。

第33条　麻薬及び向精神薬の不正な使用から保護される。

第34条　あらゆる形態の性的搾取及び性的虐待から児童を保護する。

第35条　あらゆる形態の児童の誘拐，売買，又は取引を防止する。

第36条　児童の福祉を害するすべての形態の搾取から保護される。

第37条　いかなる児童も拷問または他の残虐な非人道的な取扱いや刑罰を受けない，また不法に自由を奪われない。

第38条　15歳未満の者は，敵対行為に直接参加しないことを確保する。

第39条　あらゆる形態の搾取もしくは虐待，拷問もしくは他のあらゆる形態の非人道的な取扱い，または武力紛争による被害より回復及び復帰を促進するための適当な措置をとる。

第40条　刑法を犯したと訴追され，または認定された児童は，年齢を考慮し，社会において建設的な役割を担うことが促進されることを配慮する。

第41条　この条約のいかなる規定も，締約国の法律，国際法に含まれる。

第42条　締約国は，この条約の原則及び規定を，成人及び児童のいずれにも広く知らせる。

●第43条〜第54条は，条約の手続きに関することであるので，省略する。

●保育所保育指針（抄）

平成 29 年 3 月 31 日　厚生労働省告示第 117 号

第1章　総　　則

　この指針は，児童福祉施設の設備及び運営に関する基準（昭和23年厚生省令第63号。以下「設備運営基準」という。）第35条の規定に基づき，保育所における保育の内容に関する事項及びこれに関連する運営に関する事項を定めるものである。各保育所は，この指針において規定される保育の内容に係る基本原則に関する事項等を踏まえ，各保育所の実情に応じて創意工夫を図り，保育所の機能及び質の向上に努めなければならない。

1　保育所保育に関する基本原則

(1)保育所の役割

　ア保育所は，児童福祉法（昭和22年法律第164号）第39条の規定に基づき，保育を必要とする子どもの保育を行い，その健全な心身の発達を図ることを目的とする児童福祉施設であり，入所する子どもの最善の利益を考慮し，その福祉を積極的に増進することに最もふさわしい生活の場でなければならない。

　イ保育所は，その目的を達成するために，保育に関する専門性を有する職員が，家庭との緊密な連携の下に，子どもの状況や発達過程を踏まえ，保育所における環境を通して，養護及び教育を一体的に行うことを特性としている。

　ウ保育所は，入所する子どもを保育するとともに，家庭や地域の様々な社会資源との連携を図りながら，入所する子どもの保護者に対する支援及び地域の子育て家庭に対する支援等を行う役割を担うものである。

　エ保育所における保育士は，児童福祉法第18条の4の規定を踏まえ，保育所の役割及び機能が適切に発揮されるように，倫理観に裏付けられた専門的知識，技術及び判断をもって，子どもを保育するとともに，子どもの保護者に対する保育に関する指導を行うものであり，その職責を遂行するための専門性の向上に絶えず努めなければならない。

(2)保育の目標

　ア保育所は，子どもが生涯にわたる人間形成にとって極めて重要な時期に，その生活時間の大半を過ごす場である。このため，保育所の保育は，子どもが現在を最も良く生き，望ましい未来をつくり出す力の基礎を培うために，次の目標を目指して行わなければならない。

　　ア十分に養護の行き届いた環境の下に，くつろいだ雰囲気の中で子どもの様々な欲求を満たし，生命の保持及び情緒の安定を図ること。

　　イ健康，安全など生活に必要な基本的な習慣や態度を養い，心身の健康の基礎を培うこと。

　　ウ人との関わりの中で，人に対する愛情と信頼感，そ

して人権を大切にする心を育てるとともに，自主，自立及び協調の態度を養い，道徳性の芽生えを培うこと。

　　エ生命，自然及び社会の事象についての興味や関心を育て，それらに対する豊かな心情や思考力の芽生えを培うこと。

　　オ生活の中で，言葉への興味や関心を育て，話したり，聞いたり，相手の話を理解しようとするなど，言葉の豊かさを養うこと。

　　カ様々な体験を通して，豊かな感性や表現力を育み，創造性の芽生えを培うこと。

　イ保育所は，入所する子どもの保護者に対し，その意向を受け止め，子どもと保護者の安定した関係に配慮し，保育所の特性や保育士等の専門性を生かして，その援助に当たらなければならない。

(3)保育の方法

　保育の目標を達成するために，保育士等は，次の事項に留意して保育しなければならない。

　ア一人一人の子どもの状況や家庭及び地域社会での生活の実態を把握するとともに，子どもが安心感と信頼感をもって活動できるよう，子どもの主体としての思いや願いを受け止めること。

　イ子どもの生活のリズムを大切にし，健康，安全で情緒の安定した生活ができる環境や，自己を十分に発揮できる環境を整えること。

　ウ子どもの発達について理解し，一人一人の発達過程に応じて保育すること。その際，子どもの個人差に十分配慮すること。

　エ子ども相互の関係づくりや互いに尊重する心を大切にし，集団における活動を効果あるものにするよう援助すること。

　オ子どもが自発的・意欲的に関われるような環境を構成し，子どもの主体的な活動や子ども相互の関わりを大切にすること。特に，乳幼児期にふさわしい体験が得られるように，生活や遊びを通して総合的に保育すること。

　カ一人一人の保護者の状況やその意向を理解，受容し，それぞれの親子関係や家庭生活等に配慮しながら，様々な機会をとらえ，適切に援助すること。

(中略)

(5)保育所の社会的責任

　ア保育所は，子どもの人権に十分配慮するとともに，子ども一人一人の人格を尊重して保育を行わなければならない。

　イ保育所は，地域社会との交流や連携を図り，保護者や地域社会に，当該保育所が行う保育の内容を適切に説

明するよう努めなければならない。

ソ保育所は，入所する子ども等の個人情報を適切に取り扱うとともに，保護者の苦情などに対し，その解決を図るよう努めなければならない。

（中略）

第3章　健康及び安全

　保育所保育において，子どもの健康及び安全の確保は，子どもの生命の保持と健やかな生活の基本であり，一人一人の子どもの健康の保持及び増進並びに安全の確保とともに，保育所全体における健康及び安全の確保に努めることが重要となる。

　また，子どもが，自らの体や健康に関心をもち，心身の機能を高めていくことが大切である。

　このため，第1章及び第2章等の関連する事項に留意し，次に示す事項を踏まえ，保育を行うこととする。

1　子どもの健康支援

⑴子どもの健康状態並びに発育及び発達状態の把握

　ア子どもの心身の状態に応じて保育するために，子どもの健康状態並びに発育及び発達状態について，定期的・継続的に，また，必要に応じて随時，把握すること。

　イ保護者からの情報とともに，登所時及び保育中を通じて子どもの状態を観察し，何らかの疾病が疑われる状態や傷害が認められた場合には，保護者に連絡するとともに，嘱託医と相談するなど適切な対応を図ること。看護師等が配置されている場合には，その専門性を生かした対応を図ること。

　ウ子どもの心身の状態等を観察し，不適切な養育の兆候が見られる場合には，市町村や関係機関と連携し，児童福祉法第25条に基づき，適切な対応を図ること。また，虐待が疑われる場合には，速やかに市町村又は児童相談所に通告し，適切な対応を図ること。

⑵健康増進

　ア子どもの健康に関する保健計画を全体的な計画に基づいて作成し，全職員がそのねらいや内容を踏まえ，一人一人の子どもの健康の保持及び増進に努めていくこと。

　イ子どもの心身の健康状態や疾病等の把握のために，嘱託医等により定期的に健康診断を行い，その結果を記録し，保育に活用するとともに，保護者が子どもの状態を理解し，日常生活に活用できるようにすること。

⑶疾病等への対応

　ア保育中に体調不良や傷害が発生した場合には，その子どもの状態等に応じて，保護者に連絡するとともに，適宜，嘱託医や子どものかかりつけ医等と相談し，適切な処置を行うこと。看護師等が配置されている場合には，その専門性を生かした対応を図ること。

　イ感染症やその他の疾病の発生予防に努め，その発生や疑いがある場合には，必要に応じて嘱託医，市町村，保健所等に連絡し，その指示に従うとともに，保護者

や全職員に連絡し，予防等について協力を求めること。また，感染症に関する保育所の対応方法等について，あらかじめ関係機関の協力を得ておくこと。看護師等が配置されている場合には，その専門性を生かした対応を図ること。

　ウアレルギー疾患を有する子どもの保育については，保護者と連携し，医師の診断及び指示に基づき，適切な対応を行うこと。また，食物アレルギーに関して，関係機関と連携して，当該保育所の体制構築など，安全な環境の整備を行うこと。看護師や栄養士等が配置されている場合には，その専門性を生かした対応を図ること。

　エ子どもの疾病等の事態に備え，医務室等の環境を整え，救急用の薬品，材料等を適切な管理の下に常備し，全職員が対応できるようにしておくこと。

2　食育の推進

⑴保育所の特性を生かした食育

　ア保育所における食育は，健康な生活の基本としての「食を営む力」の育成に向け，その基礎を培うことを目標とすること。

　イ子どもが生活と遊びの中で，意欲をもって食に関わる体験を積み重ね，食べることを楽しみ，食事を楽しみ合う子どもに成長していくことを期待するものであること。

　ウ乳幼児期にふさわしい食生活が展開され，適切な援助が行われるよう，食事の提供を含む食育計画を全体的な計画に基づいて作成し，その評価及び改善に努めること。栄養士が配置されている場合は，専門性を生かした対応を図ること。

⑵食育の環境の整備等

　ア子どもが自らの感覚や体験を通して，自然の恵みとしての食材や食の循環・環境への意識，調理する人への感謝の気持ちが育つように，子どもと調理員等との関わりや，調理室など食に関わる保育環境に配慮すること。

　イ保護者や地域の多様な関係者との連携及び協働の下で，食に関する取組が進められること。また，市町村の支援の下に，地域の関係機関等との日常的な連携を図り，必要な協力が得られるよう努めること。

　ウ体調不良，食物アレルギー，障害のある子どもなど，一人一人の子どもの心身の状態等に応じ，嘱託医，かかりつけ医等の指示や協力の下に適切に対応すること。栄養士が配置されている場合は，専門性を生かした対応を図ること。

3　環境及び衛生管理並びに安全管理

⑴環境及び衛生管理

　ア施設の温度，湿度，換気，採光，音などの環境を常に適切な状態に保持するとともに，施設内外の設備及び用具等の衛生管理に努めること。

　イ施設内外の適切な環境の維持に努めるとともに，子ど

も及び全職員が清潔を保つようにすること。また，職員は衛生知識の向上に努めること。

(2)事故防止及び安全対策

ア保育中の事故防止のために，子どもの心身の状態等を踏まえつつ，施設内外の安全点検に努め，安全対策のために全職員の共通理解や体制づくりを図るとともに，家庭や地域の関係機関の協力の下に安全指導を行うこと。

イ事故防止の取組を行う際には，特に，睡眠中，プール活動・水遊び中，食事中等の場面では重大事故が発生しやすいことを踏まえ，子どもの主体的な活動を大切にしつつ，施設内外の環境の配慮や指導の工夫を行うなど，必要な対策を講じること。

ウ保育中の事故の発生に備え，施設内外の危険箇所の点検や訓練を実施するとともに，外部からの不審者等の侵入防止のための措置や訓練など不測の事態に備えて必要な対応を行うこと。また，子どもの精神保健面における対応に留意すること。

4 災害への備え

(1)施設・設備等の安全確保

ア防火設備，避難経路等の安全性が確保されるよう，定期的にこれらの安全点検を行うこと。

イ備品，遊具等の配置，保管を適切に行い，日頃から，安全環境の整備に努めること。

(2)災害発生時の対応体制及び避難への備え

ア火災や地震などの災害の発生に備え，緊急時の対応の具体的内容及び手順，職員の役割分担，避難訓練計画等に関するマニュアルを作成すること。

イ定期的に避難訓練を実施するなど，必要な対応を図ること。

ウ災害の発生時に，保護者等への連絡及び子どもの引渡しを円滑に行うため，日頃から保護者との密接な連携に努め，連絡体制や引渡し方法等について確認をしておくこと。

(3)地域の関係機関等との連携

ア市町村の支援の下に，地域の関係機関との日常的な連携を図り，必要な協力が得られるよう努めること。

イ避難訓練については，地域の関係機関や保護者との連携の下に行うなど工夫すること。

●児童福祉施設の設備及び運営に関する基準（抄）

昭和 23 年 12 月 29 日　厚生省令第 63 号
最終改正：平成 29 年 3 月 31 日　厚生労働省令第 38 号

第1章　総　　則

（最低基準の目的）

第2条　法第 45 条第 1 項 の規定により都道府県が条例で定める基準（以下「最低基準」という。）は，都道府県知事の監督に属する児童福祉施設に入所している者が，明るくて，衛生的な環境において，素養があり，かつ，適切な訓練を受けた職員の指導により，心身ともに健やかにして，社会に適応するように育成されることを保障するものとする。

（最低基準の向上）

第3条　都道府県知事は，その管理に属する法第 8 条第 2 項に規定する都道府県児童福祉審議会（社会福祉法（昭和 26 年法律第 45 号）第 12 条第 1 項 の規定により同法第 7 条第 1 項 に規定する地方社会福祉審議会（以下この項において「地方社会福祉審議会」という。）に児童福祉に関する事項を調査審議させる都道府県にあつては，地方社会福祉審議会）の意見を聴き，その監督に属する児童福祉施設に対し，最低基準を超えて，その設備及び運営を向上させるように勧告することができる。

2　都道府県は，最低基準を常に向上させるように努めるものとする。

（最低基準と児童福祉施設）

第4条　児童福祉施設は，最低基準を超えて，常に，その設備及び運営を向上させなければならない。

2　最低基準を超えて，設備を有し，又は運営をしている児童福祉施設においては，最低基準を理由として，その設備又は運営を低下させてはならない。

（児童福祉施設の一般原則）

第5条　児童福祉施設は，入所している者の人権に十分配慮するとともに，一人一人の人格を尊重して，その運営を行わなければならない。

2　児童福祉施設は，地域社会との交流及び連携を図り，児童の保護者及び地域社会に対し，当該児童福祉施設の運営の内容を適切に説明するよう努めなければならない。

3　児童福祉施設は，その運営の内容について，自ら評価を行い，その結果を公表するよう努めなければならない。

4　児童福祉施設には，法に定めるそれぞれの施設の目的を達成するために必要な設備を設けなければならない。

5　児童福祉施設の構造設備は，採光，換気等入所している者の保健衛生及びこれらの者に対する危害防止に十分な考慮を払つて設けられなければならない。

（児童福祉施設と非常災害）

第6条　児童福祉施設においては，軽便消火器等の消火用具，非常口その他非常災害に必要な設備を設けるとともに，非常災害に対する具体的計画を立て，これに対する不断の注意と訓練をするように努めなければならない。

2　前項の訓練のうち，避難及び消火に対する訓練は，少なくとも毎月一回は，これを行わなければならない。

（中略）

（衛生管理等）

第10条　児童福祉施設に入所している者の使用する設備，食器等又は飲用に供する水については，衛生的な管理に努め，又は衛生上必要な措置を講じなければならない。

2　児童福祉施設は，当該児童福祉施設において感染症又は食中毒が発生し，又はまん延しないように必要な措置を講ずるよう努めなければならない。

3　児童福祉施設（助産施設，保育所及び児童厚生施設を除く。）においては，入所している者の希望等を勘案し，清潔を維持することができるよう適切に，入所している者を入浴させ，又は清拭しなければならない。

4　児童福祉施設には，必要な医薬品その他の医療品を備えるとともに，それらの管理を適正に行わなければならない。

（食事）

第11条　児童福祉施設（助産施設を除く。以下この項において同じ。）において，入所している者に食事を提供するときは，当該児童福祉施設内で調理する方法（第8条の規定により，当該児童福祉施設の調理室を兼ねている他の社会福祉施設の調理室において調理する方法を含む。）により行わなければならない。

2　児童福祉施設において，入所している者に食事を提供するときは，その献立は，できる限り，変化に富み，入所している者の健全な発育に必要な栄養量を含有するものでなければならない。

3　食事は，前項の規定によるほか，食品の種類及び調理方法について栄養並びに入所している者の身体的状況及び嗜好を考慮したものでなければならない。

4　調理は，あらかじめ作成された献立に従つて行わなければならない。ただし，少数の児童を対象として家庭的な環境の下で調理するときは，この限りでない。

5　児童福祉施設は，児童の健康な生活の基本としての食を営む力の育成に努めなければならない。

（入所した者及び職員の健康診断）

第12条　児童福祉施設（児童厚生施設及び児童家庭支援センターを除く。第四項を除き，以下この条において同じ。）の長は，入所した者に対し，入所時の健康診断，少なくとも1年に2回の定期健康診断及び臨時の健康診断を，学校保健安全法（昭和33年法律第56号）に規定する健康診断に準じて行わなければならない。

2　児童福祉施設の長は，前項の規定にかかわらず，次の表の上欄に掲げる健康診断が行われた場合であつて，当該健康診断がそれぞれ同表の下欄に掲げる健康診断の全部又は一部に相当すると認められるときは，同欄に掲げる健康診断の全部又は一部を行わないことができる。この場合において，児童福祉施設の長は，それぞれ同表の上欄に掲げる健康診断の結果を把握しなければならない。

3　第1項の健康診断をした医師は，その結果必要な事項を母子健康手帳又は入所した者の健康を記録する表に記入するとともに，必要に応じ入所の措置又は助産の実施，母子保護の実施若しくは保育の提供若しくは法第24条第5項若しくは第6項の規定による措置を解除又は停止する等必要な手続をとることを，児童福祉施設の長に勧告しなければならない。

4　児童福祉施設の職員の健康診断に当たつては，特に入所している者の食事を調理する者につき，綿密な注意を払わなければならない。

（児童福祉施設内部の規程）

第13条　児童福祉施設（保育所を除く。）においては，次に掲げる事項のうち必要な事項につき規程を設けなければならない。

一　入所する者の援助に関する事項

二　その他施設の管理についての重要事項

2　保育所は，次の各号に掲げる施設の運営についての重要事項に関する規程を定めておかなければならない。

一　施設の目的及び運営の方針

二　提供する保育の内容

三　職員の職種，員数及び職務の内容

四　保育の提供を行う日及び時間並びに提供を行わない日

五　保護者から受領する費用の種類，支払を求める理由及びその額

六　乳児，満三歳に満たない幼児及び満三歳以上の幼児の区分ごとの利用定員

七　保育所の利用の開始，終了に関する事項及び利用に当たつての留意事項

八　緊急時等における対応方法

九　非常災害対策

十　虐待の防止のための措置に関する事項

十一　保育所の運営に関する重要事項

（中略）

第3章　乳児院

(設備の基準)

第19条　乳児院（乳児又は幼児（以下「乳幼児」という。）10人未満を入所させる乳児院を除く。）の設備の基準は，次のとおりとする。

一　寝室，観察室，診察室，病室，ほふく室，相談室，調理室，浴室及び便所を設けること。

二　寝室の面積は，乳幼児1人につき2.47平方メートル以上であること。

三　観察室の面積は，乳児1人につき1.65平方メートル以上であること。

第20条　乳幼児10人未満を入所させる乳児院の設備の基準は，次のとおりとする。

一　乳幼児の養育のための専用の室及び相談室を設けること。

二　乳幼児の養育のための専用の室の面積は，1室につき9.91平方メートル以上とし，乳幼児1人につき2.47平方メートル以上であること。

(職　員)

第21条　乳児院（乳幼児10人未満を入所させる乳児院を除く。）には，小児科の診療に相当の経験を有する医師又は嘱託医，看護師，個別対応職員，家庭支援専門相　談員，栄養士及び調理員を置かなければならない。ただし，調理業務の全部を委託する施設にあつては調理員を置かないことができる。

2　家庭支援専門相談員は，社会福祉士若しくは精神保健福祉士の資格を有する者，乳児院において乳幼児の養育に5年以上従事した者又は法第13条第3項各号のいずれかに該当する者でなければならない。

3　心理療法を行う必要があると認められる乳幼児又はその保護者10人以上に心理療法を行う場合には，心理療法担当職員を置かなければならない。

4　心理療法担当職員は，学校教育法（昭和22年法律第26号）の規定による大学の学部で，心理学を専修する学科若しくはこれに相当する課程を修めて卒業した者であつて，個人及び集団心理療法の技術を有するもの又はこれと同等以上の能力を有すると認められる者でなければならない。

5　看護師の数は，乳児及び満2歳に満たない幼児おおむね1.6人につき1人以上，満2歳以上満3歳に満たない幼児おおむね2人につき1人以上，満3歳以上の幼児おおむね4人につき1人以上（これらの合計数が7人未満であるときは，7人以上）とする。

6　看護師は，保育士（国家戦略特別区域法（平成25年法律第107号。以下「特区法」という。）第12条の4第5項に規定する事業実施区域内にある乳児院にあつては，保育士又は当該事業実施区域に係る国家戦略特別区域限定保育士。次項及び次条第2項において同じ。）又は児童指導員（児童の生活指導を行う者をいう。以下

同じ。）をもつてこれに代えることができる。ただし，乳幼児10人の乳児院には2人以上，乳幼児が10人を超える場合は，おおむね10人増すごとに1人以上看護師を置かなければならない。

7　前項に規定する保育士のほか，乳幼児20人以下を入所させる施設には，保育士を1人以上置かなければならない。

第22条　乳幼児10人未満を入所させる乳児院には，嘱託医，看護師，家庭支援専門相談員及び調理員又はこれに代わるべき者を置かなければならない。

2　看護師の数は，7人以上とする。ただし，その1人を除き，保育士又は児童指導員をもつてこれに代えることができる。

(乳児院の長の資格等)

第22条の2　乳児院の長は，次の各号のいずれかに該当し，かつ，厚生労働大臣が指定する者が行う乳児院の運営に関し必要な知識を習得させるための研修を受けた者であつて，人格が高潔で識見が高く，乳児院を適切に運営する能力を有するものでなければならない。

一　医師であつて，小児保健に関して学識経験を有する者

二　社会福祉士の資格を有する者

三　乳児院の職員として3年以上勤務した者

四　都道府県知事（指定都市にあつては指定都市の市長とし，児童相談所設置市にあつては児童相談所設置市の市長とする。第27条の2第1項第四号，第28条第1号，第38条第2項第1号，第43条第1号，第82条第3号，第94条及び第96条を除き，以下同じ。）が前各号に掲げる者と同等以上の能力を有すると認める者であつて，次に掲げる期間の合計が3年以上であるもの又は厚生労働大臣が指定する講習会の課程を修了したもの

イ　法第12条の3第2項第4号に規定する児童福祉司（以下「児童福祉司」という。）となる資格を有する者にあつては，児童福祉事業（国，都道府県又は市町村の内部組織における児童福祉に関する事務を含む。）に従事した期間

ロ　社会福祉主事となる資格を有する者にあつては，社会福祉事業に従事した期間

ハ　社会福祉施設の職員として勤務した期間（イ又はロに掲げる期間に該当する期間を除く。）

2　乳児院の長は，2年に1回以上，その資質の向上のための厚生労働大臣が指定する者が行う研修を受けなければならない。ただし，やむを得ない理由があるときは，この限りでない。

(養　育)

第23条　乳児院における養育は，乳幼児の心身及び社会性の健全な発達を促進し，その人格の形成に資することとなるものでなければならない。

2　養育の内容は，乳幼児の年齢及び発達の段階に応じ

て必要な授乳，食事，排泄，沐浴，入浴，外気浴，睡眠，遊び及び運動のほか，健康状態の把握，第12条第1項に規定する健康診断及び必要に応じ行う感染症等の予防処置を含むものとする。

3 乳児院における家庭環境の調整は，乳幼児の家庭の状況に応じ，親子関係の再構築等が図られるように行わなければならない。

（乳児の観察）

第24条 乳児院（乳幼児10人未満を入所させる乳児院を除く。）においては，乳児が入所した日から，医師又は嘱託医が適当と認めた期間，これを観察室に入室させ，その心身の状況を観察しなければならない。

（自立支援計画の策定）

第24条の2 乳児院の長は，第23条第1項の目的を達成するため，入所中の個々の乳幼児について，乳幼児やその家庭の状況等を勘案して，その自立を支援するための計画を策定しなければならない。

（業務の質の評価等）

第24条の3 乳児院は，自らその行う法第37条に規定する業務の質の評価を行うとともに，定期的に外部の者による評価を受けて，それらの結果を公表し，常にその改善を図らなければならない。

（関係機関との連携）

第25条 乳児院の長は，児童相談所及び必要に応じ児童家庭支援センター，児童委員，保健所，市町村保健センター等関係機関と密接に連携して乳幼児の養育及び家庭環境の調整に当たらなければならない。

（中略）

第5章 保育所

（設備の基準）

第32条 保育所の設備の基準は，次のとおりとする。

一 乳児又は満2歳に満たない幼児を入所させる保育所には，乳児室又はほふく室，医務室，調理室及び便所を設けること。

二 乳児室の面積は，乳児又は前号の幼児1人につき1.65平方メートル以上であること。

三 ほふく室の面積は，乳児又は第1号の幼児1人につき3.3平方メートル以上であること。

四 乳児室又はほふく室には，保育に必要な用具を備えること。

五 満2歳以上の幼児を入所させる保育所には，保育室又は遊戯室，屋外遊戯場（保育所の付近にある屋外遊戯場に代わるべき場所を含む。次号において同じ。），調理室及び便所を設けること。

六 保育室又は遊戯室の面積は，前号の幼児1人につき1.98平方メートル以上，屋外遊戯場の面積は，前号の幼児1人につき3.3平方メートル以上であること。

七 保育室又は遊戯室には，保育に必要な用具を備えること。

八 乳児室，ほふく室，保育室又は遊戯室（以下「保育室等」という。）を2階に設ける建物は，次のイ，ロ及びへの要件に，保育室等を3階以上に設ける建物は，次のロからチまでの要件に該当するものであること。

イ 建築基準法（昭和25年法律第201号）第2条第9号の2に規定する耐火建築物又は同条第9号の3に規定する準耐火建築物（同号ロに該当するものを除く。）であること。

ロ 保育室等が設けられている次の表の上欄に掲げる階に応じ，同表の中欄に掲げる区分ごとに，それぞれ同表の下欄に掲げる施設又は設備が一以上設けられていること。

ハ ロに掲げる施設及び設備が避難上有効な位置に設けられ，かつ，保育室等の各部分からその一に至る歩行距離が30メートル以下となるように設けられていること。

ニ 保育所の調理室（次に掲げる要件のいずれかに該当するものを除く。2において同じ。）以外の部分と保育所の調理室の部分が建築基準法第2条第7号に規定する耐火構造の床若しくは壁又は建築基準法施行令第112条第1項に規定する特定防火設備で区画されていること。この場合において，換気，暖房又は冷房の設備の風道が，当該床若しくは壁を貫通する部分又はこれに近接する部分に防火上有効にダンパーが設けられていること。

(1) スプリンクラー設備その他これに類するもので自動式のものが設けられていること。

(2) 調理用器具の種類に応じて有効な自動消火装置が設けられ，かつ，当該調理室の外部への延焼を防止するために必要な措置が講じられていること。

ホ 保育所の壁及び天井の室内に面する部分の仕上げを不燃材料でしていること。

ヘ 保育室等その他乳幼児が出入し，又は通行する場所に，乳幼児の転落事故を防止する設備が設けられていること。

ト 非常警報器具又は非常警報設備及び消防機関へ火災を通報する設備が設けられていること。

チ 保育所のカーテン，敷物，建具等で可燃性のものについて防炎処理が施されていること。

（保育所の設備の基準の特例）

第32条の2 次の各号に掲げる要件を満たす保育所は，第11条第1項の規定にかかわらず，当該保育所の満3歳以上の幼児に対する食事の提供について，当該保育所外で調理し搬入する方法により行うことができる。この場合において，当該保育所は，当該食事の提供について当該方法によることとしてもなお当該保育所において行うことが必要な調理のための加熱，保存等の調理機能を有する設備を備えるものとする。

一 幼児に対する食事の提供の責任が当該保育所にあ

り，その管理者が，衛生面，栄養面等業務上必要な注意を果たし得るような体制及び調理業務の受託者との契約内容が確保されていること。

二　当該保育所又は他の施設，保健所，市町村等の栄養士により，献立等について栄養の観点からの指導が受けられる体制にある等，栄養士による必要な配慮が行われること。

三　調理業務の受託者を，当該保育所における給食の趣旨を十分に認識し，衛生面，栄養面等，調理業務を適切に遂行できる能力を有する者とすること。

四　幼児の年齢及び発達の段階並びに健康状態に応じた食事の提供や，アレルギー，アトピー等への配慮，必要な栄養素量の給与等，幼児の食事の内容，回数及び時機に適切に応じることができること。

五　食を通じた乳幼児の健全育成を図る観点から，乳幼児の発育及び発達の過程に応じて食に関し配慮すべき事項を定めた食育に関する計画に基づき食事を提供するよう努めること。

（職　員）

第33条　保育所には，保育士（特区法第12条の4第5項に規定する事業実施区域内にある保育所にあつては，保育士又は当該事業実施区域に係る国家戦略特別区域限定保育士。次項において同じ。），嘱託医及び調理員を置かなければならない。ただし，調理業務の全部を委託する施設にあつては，調理員を置かないことができる。

2　保育士の数は，乳児おおむね3人につき1人以上，満1歳以上満3歳に満たない幼児おおむね6人につき1人以上，満3歳以上満4歳に満たない幼児おおむね20人につき1人以上，満4歳以上の幼児おおむね30人につき1人以上とする。ただし，保育所1につき2人を下ることはできない。

（保育時間）

第34条　保育所における保育時間は，1日につき8時間を原則とし，その地方における乳幼児の保護者の労働時間その他家庭の状況等を考慮して，保育所の長がこれを定める。

（保育の内容）

第35条　保育所における保育は，養護及び教育を一体的に行うことをその特性とし，その内容については，厚生労働大臣が定める指針に従う。

（保護者との連絡）

第36条　保育所の長は，常に入所している乳幼児の保護者と密接な連絡をとり，保育の内容等につき，その保護者の理解及び協力を得るよう努めなければならない。

（業務の質の評価等）

第36条の2　保育所は，自らその行う法第39条に規定する業務の質の評価を行い，常にその改善を図らなければならない。

2　保育所は，定期的に外部の者による評価を受けて，

それらの結果を公表し，常にその改善を図るよう努めなければならない。

（中略）

第7章　児童養護施設

（設備の基準）

第41条　児童養護施設の設備の基準は，次のとおりとする。

一　児童の居室，相談室，調理室，浴室及び便所を設けること。

二　児童の居室の一室の定員は，これを4人以下とし，その面積は，1人につき4.95平方メートル以上とすること。ただし，乳幼児のみの居室の1室の定員は，これを6人以下とし，その面積は，1人につき3.3平方メートル以上とする。

三　入所している児童の年齢等に応じ，男子と女子の居室を別にすること。

四　便所は，男子用と女子用とを別にすること。ただし，少数の児童を対象として設けるときは，この限りでない。

五　児童30人以上を入所させる児童養護施設には，医務室及び静養室を設けること。

六　入所している児童の年齢，適性等に応じ職業指導に必要な設備（以下「職業指導に必要な設備」という。）を設けること。

（職　員）

第42条　児童養護施設には，児童指導員，嘱託医，保育士（特区法第12条の4第5項に規定する事業実施区域内にある児童養護施設にあつては，保育士又は当該事業実施区域に係る国家戦略特別区域限定保育士。第6項及び第46条において同じ。），個別対応職員，家庭支援専門相談員，栄養士及び調理員並びに乳児が入所している施設にあつては看護師を置かなければならない。ただし，児童40人以下を入所させる施設にあつては栄養士を，調理業務の全部を委託する施設にあつては調理員を置かないことができる。

2　家庭支援専門相談員は，社会福祉士若しくは精神保健福祉士の資格を有する者，児童養護施設において児童の指導に5年以上従事した者又は法第13条第3項各号のいずれかに該当する者でなければならない。

3　心理療法を行う必要があると認められる児童10人以上に心理療法を行う場合には，心理療法担当職員を置かなければならない。

4　心理療法担当職員は，学校教育法の規定による大学の学部で，心理学を専修する学科若しくはこれに相当する課程を修めて卒業した者であつて，個人及び集団心理療法の技術を有するもの又はこれと同等以上の能力を有すると認められる者でなければならない。

5　実習設備を設けて職業指導を行う場合には，職業指導員を置かなければならない。

6　児童指導員及び保育士の総数は，通じて，満2歳に満たない幼児おおむね1.6人につき1人以上，満2歳以上満3歳に満たない幼児おおむね2人につき1人以上，満3歳以上の幼児おおむね4人につき1人以上，少年おおむね5.5人につき1人以上とする。ただし，児童45人以下を入所させる施設にあつては，更に1人以上を加えるものとする。

7　看護師の数は，乳児おおむね1.6人につき1人以上とする。ただし，1人を下ることはできない。

（児童養護施設の長の資格等）

第42条の2　児童養護施設の長は，次の各号のいずれかに該当し，かつ，厚生労働大臣が指定する者が行う児童養護施設の運営に関し必要な知識を習得させるための研修を受けた者であつて，人格が高潔で識見が高く，児童養護施設を適切に運営する能力を有するものでなければならない。

一　医師であつて，精神保健又は小児保健に関して学識経験を有する者

二　社会福祉士の資格を有する者

三　児童養護施設の職員として3年以上勤務した者

四　都道府県知事が前各号に掲げる者と同等以上の能力を有すると認める者であつて，次に掲げる期間の合計が3年以上であるもの又は厚生労働大臣が指定する講習会の課程を修了したもの

イ　児童福祉司となる資格を有する者にあつては，児童福祉事業（国，都道府県又は市町村の内部組織における児童福祉に関する事務を含む。）に従事した期間

ロ　社会福祉主事となる資格を有する者にあつては，社会福祉事業に従事した期間

ハ　社会福祉施設の職員として勤務した期間（イ又はロに掲げる期間に該当する期間を除く。）

2　児童養護施設の長は，2年に1回以上，その資質の向上のための厚生労働大臣が指定する者が行う研修を受けなければならない。ただし，やむを得ない理由があるときは，この限りでない。

（児童指導員の資格）

第43条　児童指導員は，次の各号のいずれかに該当する者でなければならない。

一　都道府県知事の指定する児童福祉施設の職員を養成する学校その他の養成施設を卒業した者

二　社会福祉士の資格を有する者

三　精神保健福祉士の資格を有する者

四　学校教育法の規定による大学の学部で，社会福祉学，心理学，教育学若しくは社会学を専修する学科又はこれらに相当する課程を修めて卒業した者

五　学校教育法の規定による大学の学部で，社会福祉学，心理学，教育学又は社会学に関する科目の単位を優秀な成績で修得したことにより，同法第102条第2項の規定により大学院への入学を認められた者

六　学校教育法の規定による大学院において，社会福祉学，心理学，教育学若しくは社会学を専攻する研究科又はこれらに相当する課程を修めて卒業した者

七　外国の大学において，社会福祉学，心理学，教育学若しくは社会学を専修する学科又はこれらに相当する課程を修めて卒業した者

八　学校教育法の規定による高等学校若しくは中等教育学校を卒業した者，同法第90条第2項の規定により大学への入学を認められた者若しくは通常の課程による12年の学校教育を修了した者（通常の課程以外の課程によりこれに相当する学校教育を修了した者を含む。）又は文部科学大臣がこれと同等以上の資格を有すると認定した者であつて，2年以上児童福祉事業に従事したもの

九　学校教育法の規定により，小学校，中学校，義務教育学校，高等学校又は中等教育学校の教諭となる資格を有する者であつて，都道府県知事が適当と認めたもの

十　3年以上児童福祉事業に従事した者であつて，都道府県知事が適当と認めたもの

2　前項第1号の指定は，児童福祉法施行規則（昭和23年厚生省令第11号）別表に定める教育内容に適合する学校又は施設について行うものとする。

（養　護）

第44条　児童養護施設における養護は，児童に対して安定した生活環境を整えるとともに，生活指導，学習指導，職業指導及び家庭環境の調整を行いつつ児童を養育することにより，児童の心身の健やかな成長とその自立を支援することを目的として行わなければならない。

（生活指導，学習指導，職業指導及び家庭環境の調整）

第45条　児童養護施設における生活指導は，児童の自主性を尊重しつつ，基本的生活習慣を確立するとともに豊かな人間性及び社会性を養い，かつ，将来自立した生活を営むために必要な知識及び経験を得ることができるように行わなければならない。

2　児童養護施設における学習指導は，児童がその適性，能力等に応じた学習を行うことができるよう，適切な相談，助言，情報の提供等の支援により行わなければならない。

3　児童養護施設における職業指導は，勤労の基礎的な能力及び態度を育てるとともに，児童がその適性，能力等に応じた職業選択を行うことができるよう，適切な相談，助言，情報の提供等及び必要に応じ行う実習，講習等の支援により行わなければならない。

4　児童養護施設における家庭環境の調整は，児童の家庭の状況に応じ，親子関係の再構築等が図られるように行わなければならない。

（自立支援計画の策定）

第45条の2　児童養護施設の長は，第44条の目的を達成するため，入所中の個々の児童について，児童やそ

の家庭の状況等を勘案して，その自立を支援するための計画を策定しなければならない。

（業務の質の評価等）

第45条の3 児童養護施設は，自らその行う法第41条に規定する業務の質の評価を行うとともに，定期的に外部の者による評価を受けて，それらの結果を公表し，常にその改善を図らなければならない。

（児童と起居を共にする職員）

第46条 児童養護施設の長は，児童指導員及び保育士のうち少なくとも一人を児童と起居を共にさせなければならない。

（関係機関との連携）

第47条 児童養護施設の長は，児童の通学する学校及び児童相談所並びに必要に応じ児童家庭支援センター，児童委員，公共職業安定所等関係機関と密接に連携して児童の指導及び家庭環境の調整に当たらなければならない。

第8章 福祉型障害児入所施設

（設備の基準）

第48条 福祉型障害児入所施設の設備の基準は，次のとおりとする。

一 児童の居室，調理室，浴室，便所，医務室及び静養室を設けること。ただし，児童30人未満を入所させる施設であつて主として知的障害のある児童を入所させるものにあつては医務室を，児童30人未満を入所させる施設であつて主として盲児又はろうあ児（以下「盲ろうあ児」という。）を入所させるものにあつては医務室及び静養室を設けないことができる。

二 主として知的障害のある児童を入所させる福祉型障害児入所施設には，職業指導に必要な設備を設けること。

三 主として盲児を入所させる福祉型障害児入所施設には，次の設備を設けること。

イ 遊戯室，訓練室，職業指導に必要な設備及び音楽に関する設備

ロ 浴室及び便所の手すり並びに特殊表示等身体の機能の不自由を助ける設備

四 主としてろうあ児を入所させる福祉型障害児入所施設には，遊戯室，訓練室，職業指導に必要な設備及び映像に関する設備を設けること。

五 主として肢体不自由のある児童を入所させる福祉型障害児入所施設には，次の設備を設けること。

イ 訓練室及び屋外訓練場

ロ 浴室及び便所の手すり等身体の機能の不自由を助ける設備

六 主として盲児を入所させる福祉型障害児入所施設又は主として肢体不自由のある児童を入所させる福祉型障害児入所施設においては，階段の傾斜を緩やかにすること。

七 児童の居室の一室の定員は，これを4人以下とし，その面積は，1人につき4.95平方メートル以上とすること。ただし，乳幼児のみの居室の1室の定員は，これを6人以下とし，その面積は，1人につき3.3平方メートル以上とする。

八 入所している児童の年齢等に応じ，男子と女子の居室を別にすること。

九 便所は，男子用と女子用とを別にすること。

（職　　員）

第49条 主として知的障害のある児童（自閉症を主たる症状とする児童（以下「自閉症児」という。）を除く。次項及び第三項において同じ。）を入所させる福祉型障害児入所施設には，嘱託医，児童指導員，保育士（特区法第12条の4第5項に規定する事業実施区域内にある福祉型障害児入所施設にあつては，保育士又は当該事業実施区域に係る国家戦略特別区域限定保育士。以下この条において同じ。），栄養士，調理員及び児童発達支援管理責任者（障害児通所支援又は障害児入所支援の提供の管理を行う者として厚生労働大臣が定めるものをいう。以下同じ。）を置かなければならない。ただし，児童40人以下を入所させる施設にあつては栄養士を，調理業務の全部を委託する施設にあつては調理員を置かないことができる。

2 主として知的障害のある児童を入所させる福祉型障害児入所施設の嘱託医は，精神科又は小児科の診療に相当の経験を有する者でなければならない。

3 主として知的障害のある児童を入所させる福祉型障害児入所施設の児童指導員及び保育士の総数は，通じておおむね児童の数を4.3で除して得た数以上とする。ただし，児童30人以下を入所させる施設にあつては，更に1以上を加えるものとする。

4 主として自閉症児を入所させる福祉型障害児入所施設には，第1項に規定する職員並びに医師及び看護師を置かなければならない。ただし，児童40人以下を入所させる施設にあつては栄養士を，調理業務の全部を委託する施設にあつては調理員を置かないことができる。

5 主として自閉症児を入所させる福祉型障害児入所施設の嘱託医については，第2項の規定を準用する。

6 主として自閉症児を入所させる福祉型障害児入所施設の児童指導員及び保育士の総数については，第3項の規定を準用する。

7 主として自閉症児を入所させる福祉型障害児入所施設の医師は，児童を対象とする精神科の診療に相当の経験を有する者でなければならない。

8 主として自閉症児を入所させる福祉型障害児入所施設の看護師の数は，児童おおむね20人につき1人以上とする。

9 主として盲ろうあ児を入所させる福祉型障害児入所施設については，第1項の規定を準用する。

10 主として盲ろうあ児を入所させる福祉型障害児入

所施設の嘱託医は，眼科又は耳鼻咽喉科の診療に相当の経験を有する者でなければならない。

11　主として盲ろうあ児を入所させる福祉型障害児入所施設の児童指導員及び保育士の総数は，通じて，乳幼児おおむね4人につき1人以上，少年おおむね5人につき1人以上とする。ただし，児童35人以下を入所させる施設にあつては，更に一人以上を加えるものとする。

12　主として肢体不自由のある児童を入所させる福祉型障害児入所施設には，第1項に規定する職員及び看護師を置かなければならない。ただし，児童40人以下を入所させる施設にあつては栄養士を，調理業務の全部を委託する施設にあつては調理員を置かないことができる。

13　主として肢体不自由のある児童を入所させる福祉型障害児入所施設の児童指導員及び保育士の総数は，通じておおむね児童の数を3.5で除して得た数以上とする。

14　心理指導を行う必要があると認められる児童5人以上に心理指導を行う場合には心理指導担当職員を，職業指導を行う場合には職業指導員を置かなければならない。

15　心理指導担当職員は，学校教育法 の規定による大学の学部で，心理学を専修する学科若しくはこれに相当する課程を修めて卒業した者であつて，個人及び集団心理療法の技術を有するもの又はこれと同等以上の能力を有すると認められる者でなければならない。

（生活指導及び学習指導）

第50条　福祉型障害児入所施設における生活指導は，児童が日常の起居の間に，当該福祉型障害児入所施設を退所した後，できる限り社会に適応するようこれを行わなければならない。

2　福祉型障害児入所施設における学習指導については，第45条第2項の規定を準用する。

（職業指導を行うに当たつて遵守すべき事項）

第51条　福祉型障害児入所施設における職業指導は，児童の適性に応じ，児童が将来できる限り健全な社会生活を営むことができるようこれを行わなければならない。

2　前項に規定するほか，福祉型障害児入所施設における職業指導については，第45条第3項の規定を準用する。

（入所支援計画の作成）

第52条　福祉型障害児入所施設の長は，児童の保護者及び児童の意向，児童の適性，児童の障害の特性その他の事情を踏まえた計画を作成し，これに基づき児童に対して障害児入所支援を提供するとともに，その効果について継続的な評価を実施することその他の措置を講ずることにより児童に対して適切かつ効果的に障害児入所支援を提供しなければならない。

（児童と起居を共にする職員）

第53条　福祉型障害児入所施設（主として盲ろうあ児を入所させる福祉型障害児入所施設を除く。）については，第46条の規定を準用する。

（保護者等との連絡）

第54条　福祉型障害児入所施設の長は，児童の保護者に児童の性質及び能力を説明するとともに，児童の通学する学校及び必要に応じ当該児童を取り扱つた児童福祉司又は児童委員と常に密接な連絡をとり，児童の生活指導，学習指導及び職業指導につき，その協力を求めなければならない。

（心理学的及び精神医学的診査）

第55条　主として知的障害のある児童を入所させる福祉型障害児入所施設においては，入所している児童を適切に保護するため，随時心理学的及び精神医学的診査を行わなければならない。ただし，児童の福祉に有害な実験にわたつてはならない。

（入所した児童に対する健康診断）

第56条　主として盲ろうあ児を入所させる福祉型障害児入所施設においては，第12条第1項に規定する入所時の健康診断に当たり，特に盲ろうあの原因及び機能障害の状況を精密に診断し，治療可能な者については，できる限り治療しなければならない。

2　主として肢体不自由のある児童を入所させる福祉型障害児入所施設においては，第12条第1項に規定する入所時の健康診断に当たり，整形外科的診断により肢体の機能障害の原因及びその状況を精密に診断し，入所を継続するか否かを考慮しなければならない。

第8章の2　医療型障害児入所施設

（設備の基準）

第57条　医療型障害児入所施設の設備の基準は，次のとおりとする。

一　医療型障害児入所施設には，医療法 に規定する病院として必要な設備のほか，訓練室及び浴室を設けること。

二　主として自閉症児を入所させる医療型障害児入所施設には，静養室を設けること。

三　主として肢体不自由のある児童を入所させる医療型障害児入所施設には，屋外訓練場，ギブス室，特殊手工芸等の作業を指導するに必要な設備，義肢装具を製作する設備を設けること。ただし，義肢装具を製作する設備は，他に適当な設備がある場合は，これを設けることを要しないこと。

四　主として肢体不自由のある児童を入所させる医療型障害児入所施設においては，階段の傾斜を緩やかにするほか，浴室及び便所の手すり等身体の機能の不自由を助ける設備を設けること。

（職　員）

第58条　主として自閉症児を入所させる医療型障害児入所施設には，医療法 に規定する病院として必要な職員

のほか，児童指導員，保育士（特区法第12条の4第5項に規定する事業実施区域内にある医療型障害児入所施設にあつては，保育士又は当該事業実施区域に係る国家戦略特別区域限定保育士。次項及び第5項において同じ。）及び児童発達支援管理責任者を置かなければならない。

2　主として自閉症児を入所させる医療型障害児入所施設の児童指導員及び保育士の総数は，通じておおむね児童の数6.7で除して得た数以上とする。

3　主として肢体不自由のある児童を入所させる医療型障害児入所施設には，第1項に規定する職員及び理学療法士又は作業療法士を置かなければならない。

4　主として肢体不自由のある児童を入所させる医療型障害児入所施設の長及び医師は，肢体の機能の不自由な者の療育に関して相当の経験を有する医師でなければならない。

5　主として肢体不自由のある児童を入所させる医療型障害児入所施設の児童指導員及び保育士の総数は，通じて，乳幼児おおむね10人につき1人以上，少年おおむね20人につき1人以上とする。

6　主として重症心身障害児（法第7条第2項に規定する重症心身障害児をいう。以下同じ。）を入所させる医療型障害児入所施設には，第3項に規定する職員及び心理指導を担当する職員を置かなければならない。

7　主として重症心身障害児を入所させる医療型障害児入所施設の長及び医師は，内科，精神科，医療法施行令（昭和23年政令第326号）第3条の2第1項第1号ハ及びニ(2)の規定により神経と組み合わせた名称を診療科名とする診療科，小児科，外科，整形外科又はリハビリテーション科の診療に相当の経験を有する医師でなければならない。

（心理学的及び精神医学的診査）

第59条　主として自閉症児を入所させる医療型障害児入所施設における心理学的及び精神医学的診査については，第55条の規定を準用する。

（入所した児童に対する健康診断）

第60条　主として肢体不自由のある児童を入所させる医療型障害児入所施設においては，第12条第1項に規定する入所時の健康診断に当たり，整形外科的診断により肢体の機能障害の原因及びその状況を精密に診断し，入所を継続するか否かを考慮しなければならない。

（児童と起居を共にする職員等）

第61条　医療型障害児入所施設（主として重症心身障害児を入所させる施設を除く。以下この項において同じ。）における児童と起居を共にする職員，生活指導，学習指導及び職業指導並びに医療型障害児入所施設の長の保護者等との連絡については，第46条，第50条，第51条及び第54条の規定を準用する。

2　医療型障害児入所施設の長の計画の作成については，第52条の規定を準用する。

（後略）

●児童福祉施設等における児童の安全の確保について（抜粋）

平成13年6月15日　雇児総発第402号

記

1　児童福祉施設等については，従来から，地域に開かれた施設づくりを推進してきており，地域のボランティア，保護者，関係団体等の協力も得つつ，地域と一体となって児童の安全確保に努めること。
　地域に開かれた施設づくりは，危険に関する情報の収集や緊急時の支援にもつながることから，徒らに施設開放に消極的にならないよう留意すること。

2　児童福祉施設等の児童の安全の確保については，都道府県，市町村と各施設等が一体となって対策を検討すること。

3　点検項目については，標準的なガイドラインとして策定したものであり，実施に当たっては，地域や施設の実情に応じて適宜追加・修正して差し支えないこと。

児童福祉施設・事業（通所型）における点検項目

1　日常の安全管理

（職員の共通理解と所内体制）

○安全管理に関し，職員会議等で取り上げるなど，職員の共通理解を図っているか。

○児童の安全管理に関して，職員の役割を明確にし，協力体制のもと事故防止にあたっているか。

○職員体制が手薄の時は，特に安全に対し注意しているか。

○万一の場合の避難場所や保護者・関係機関等への連絡方法を職員に周知しているか。

○来訪者用の入口・受付を明示し，外部からの人の出入りを確認しているか。

○防災・防犯のための避難訓練等を実施しているか。

（関係機関等との連携）

○市町村の施設・事業所管課，警察署，児童相談所，保健所等関係機関や民生・児童委員，地域団体と連絡を取り，

連携して情報を共有できる体制となっているか。

○関係機関からの注意依頼文書を配布・掲示するなど周知徹底しているか。

○近隣の個人，保育所，幼稚園，学校等と相互に情報交換する関係になっているか。

（施設・事業者と保護者の取り組み）

○児童に対し，犯罪や事故から身を守るため，屋外活動に当たっての注意事項を職員が指導しているか。また，家庭でも話し合われるよう働きかけているか。

（施設設備面における安全確保）

○門，囲障，外灯，窓，出入口，避難口，鍵等の状況を点検しているか。

○危険な設備，場所等への囲障の設置，施錠等の状況を点検しているか。

○自動警報装置，防犯監視システム等を設置している場合は，作動状況の点検，警備会社等との連携体制を確認しているか。

（近隣地域の危険箇所の把握と対応）

○日頃から地域の安全に目を配り，危険箇所の把握に努めているか。

（保育所の通所時における安全確保）

○児童の送迎は原則として保護者が行うべきことを保護者に徹底しているか。

○ファミリー・サポート・センターやベビーシッターを利用する場合等保護者以外の者が迎えに来る場合，原則としてその都度職員が保護者に確認しているか。

（保育所・障害児通園施設の所外活動における安全確認）

○危険な場所，設備等を把握しているか。

○携帯電話等による連絡体制を確保しているか。

（保育所・障害児通園施設の安全に配慮した施設開放）

○施設開放時は，保護者に対して児童から目を離さないよう注意を喚起しているか。

（児童館・放課後児童クラブ児童の来所及び帰宅時における安全の確保）

○来所の利用児童について，保護者等への連絡先が把握されているか。

○児童の来所及び帰宅に関しては，地域の危険箇所を把握し，児童・保護者に注意を喚起しているか。

○児童が来所及び帰宅途上で犯罪，事故に遭遇した時，交番や「こども110番の家」等に緊急避難できるようあらかじめ児童・保護者に場所を周知しているか。

○放課後児童クラブの児童に関しては，安全な経路を通るよう指導しているか。

2　緊急時の安全確保

（不審者情報がある場合の連絡等の体制）

○施設周辺における不審者等の情報が入った場合に，次のような措置をとる体制を整備しているか。

・職員間による状況認識の一致を図り，職員体制を確立する。

・児童・保護者等の利用者に対して，情報を提供し，必要な場合には職員の指示に従うよう注意を喚起する。

・警察に対しパトロールを要請する等警察と連携を図る。

・児童の安全確保のため，保護者や民生・児童委員，地域活動団体等の協力を得ている。

（不審者の立入りなど緊急時の体制）

○施設内に不審者が立ち入った場合など緊急時に備え，次のような体制を整備しているか。

・直ちに職員が協力体制を取り，人身事故が起きないよう事態に対応する。・不審者に対し，施設外への立ち退きを要求する。

・直ちに施設長を始め，職員に情報を伝達し，児童への注意喚起，児童の安全を確保し，避難誘導等を行う。

・警察や施設・事業所管課，保護者等に対し，直ちに通報する。

（厚生労働省通知のうち児童福祉施設・事業（通所型）における点検項目のみ抜粋）

●児童虐待の防止等に関する法律（抄）

平成 12 年 5 月 24 日　法律第 82 号

最終改正：平成 19 年 6 月 1 日　法律第 73 号

（目　的）

第1条　この法律は，児童虐待が児童の人権を著しく侵害し，その心身の成長及び人格の形成に重大な影響を与えるとともに，我が国における将来の世代の育成にも懸念を及ぼすことにかんがみ，児童に対する虐待の禁止，児童虐待の予防及び早期発見その他の児童虐待の防止に関する国及び地方公共団体の責務，児童虐待を受けた児童の保護及び自立の支援のための措置等を定めることにより，児童虐待の防止等に関する施策を促進し，もって児童の権利利益の擁護に資することを目的とする。

（児童虐待の定義）

第2条　この法律において，「児童虐待」とは，保護者（親権を行う者，未成年後見人その他の者で，児童を現に監護するものをいう。以下同じ。）がその監護する児童（18歳に満たない者をいう。以下同じ。）について行う次に掲げる行為をいう。

1　児童の身体に外傷が生じ，又は生じるおそれのある暴行を加えること。

2　児童にわいせつな行為をすること又は児童をしてわいせつな行為をさせること。

3　児童の心身の正常な発達を妨げるような著しい減食又は長時間の放置，保護者以外の同居人による前2号又は次号に掲げる行為と同様の行為の放置その他の保護者としての監護を著しく怠ること。

4　児童に対する著しい暴言又は著しく拒絶的な対応，児童が同居する家庭における配偶者に対する暴力（配偶者（婚姻の届出をしていないが，事実上婚姻関係と同様の事情にある者を含む。）の身体に対する不法な攻撃であって生命又は身体に危害を及ぼすもの及びこれに準ずる心身に有害な影響を及ぼす言動をいう。）その他の児童に著しい心理的外傷を与える言動を行うこと。

（児童虐待の早期発見等）

第5条　学校，児童福祉施設，病院その他児童の福祉に業務上関係のある団体及び学校の教職員，児童福祉施設の職員，医師，保健師，弁護士その他児童の福祉に職務上関係のある者は，児童虐待を発見しやすい立場にあることを自覚し，児童虐待の早期発見に努めなければならない。

2　前項に規定する者は，児童虐待の予防その他の児童虐待の防止並びに児童虐待を受けた児童の保護及び自立の支援に関する国及び地方公共団体の施策に協力するよう努めなければならない。

3　学校及び児童福祉施設は，児童及び保護者に対して，児童虐待の防止のための教育又は啓発に努めなければならない。

（児童虐待に係る通告）

第6条　児童虐待を受けたと思われる児童を発見した者は，速やかに，これを市町村，都道府県の設置する福祉事務所若しくは児童相談所又は児童委員を介して市町村，都道府県の設置する福祉事務所若しくは児童相談所に通告しなければならない。

2　前項の規定による通告は，児童福祉法（昭和22年法律第164号）第25条第1項の規定による通告とみなして，同法の規定を適用する。

3　刑法（明治40年法律第45号）の秘密漏示罪の規定その他の守秘義務に関する法律の規定は，第1項の規定による通告をする義務の遵守を妨げるものと解釈してはならない。

（通告又は送致を受けた場合の措置）

第8条　市町村又は都道府県の設置する福祉事務所が第6条第1項の規定による通告を受けたときは，市町村又は福祉事務所の長は，必要に応じ近隣住民，学校の教職員，児童福祉施設の職員その他の者の協力を得つつ，当該児童との面会その他の当該児童の安全の確認を行うための措置を講ずるとともに，必要に応じ次に掲げる措置を採るものとする。

1　児童福祉法第25条の7第1項第1号若しくは第2項第1号又は第25条の8第1号の規定により当該児童を児童相談所に送致すること。

2　当該児童のうち次条第1項の規定による出頭の求め及び調査若しくは質問，第9条第1項の規定による立入り及び調査若しくは質問又は児童福祉法第33条第1項若しくは第2項の規定による一時保護の実施が適当であると認めるものを都道府県知事又は児童相談所長へ通知すること。

2　児童相談所が第6条第1項の規定による通告又は児童福祉法第25条の7第1項第1号若しくは第2項第1号若しくは第25条の8第1号の規定による送致を受けたときは，児童相談所長は，必要に応じ近隣住民，学校の教職員，児童福祉施設の職員その他の者の協力を得つつ，当該児童との面会その他の当該児童の安全の確認を行うための措置を講ずるとともに，必要に応じ同法第33条第1項の規定により当該児童の一時保護を行い，又は適当な者に委託して，当該一時保護を行わせるものとする。

3　前2項の児童の安全の確認を行うための措置，児童相談所への送致又は一時保護を行う者は，速やかにこれを行うものとする。

（出頭要求等）

第8条の2　都道府県知事は，児童虐待が行われているおそれがあると認めるときは，当該児童の保護者に対し，

当該児童を同伴して出頭することを求め，児童委員又は児童の福祉に関する事務に従事する職員をして，必要な調査又は質問をさせることができる。この場合においては，その身分を証明する証票を携帯させ，関係者の請求があったときは，これを提示させなければならない。

2　都道府県知事は，前項の規定により当該児童の保護者の出頭を求めようとするときは，厚生労働省令で定めるところにより，当該保護者に対し，出頭を求める理由となった事実の内容，出頭を求める日時及び場所，同伴すべき児童の氏名その他必要な事項を記載した書面により告知しなければならない。

3　都道府県知事は，第1項の保護者が同項の規定による出頭の求めに応じない場合は，次条第1項の規定による児童委員又は児童の福祉に関する事務に従事する職員の立入り及び調査又は質問その他の必要な措置を講ずるものとする。

（立入調査等）
第9条　都道府県知事は，児童虐待が行われているおそれがあると認めるときは，児童委員又は児童の福祉に関する事務に従事する職員をして，児童の住所又は居所に立ち入り，必要な調査又は質問をさせることができる。この場合においては，その身分を証明する証票を携帯させ，関係者の請求があったときは，これを提示させなければならない。

2　前項の規定による児童委員又は児童の福祉に関する事務に従事する職員の立入り及び調査又は質問は，児童福祉法第29条の規定による児童委員又は児童の福祉に関する事務に従事する職員の立入り及び調査又は質問とみなして，同法第61条の5の規定を適用する。

（再出頭要求等）
第9条の2　都道府県知事は，第8条の2第1項の保護者又は前条第1項の児童の保護者が正当な理由なく同項の規定による児童委員又は児童の福祉に関する事務に従事する職員の立入り又は調査を拒み，妨げ，又は忌避した場合において，児童虐待が行われているおそれがあると認めるときは，当該保護者に対し，当該児童を同伴して出頭することを求め，児童委員又は児童の福祉に関する事務に従事する職員をして，必要な調査又は質問をさせることができる。この場合においては，その身分を証明する証票を携帯させ，関係者の請求があったときは，これを提示させなければならない。

2　第8条の2第2項の規定は，前項の規定による出頭の求めについて準用する。

（臨検，捜索等）
第9条の3　都道府県知事は，第8条の2第1項の保護者又は第9条第1項の児童の保護者が正当な理由なく同項の規定による児童委員又は児童の福祉に関する事務に従事する職員の立入り又は調査を拒み，妨げ，又は忌避した場合において，児童虐待が行われている疑いがあるときは，当該児童の安全の確認を行い，又はその安全を確

保するため，児童の福祉に関する事務に従事する職員をして，当該児童の住所又は居所の所在地を管轄する地方裁判所，家庭裁判所又は簡易裁判所の裁判官があらかじめ発する許可状により，当該児童の住所若しくは居所に臨検させ，又は当該児童を捜索させることができる。

2　都道府県知事は，前項の規定による臨検又は捜索をさせるときは，児童の福祉に関する事務に従事する職員をして，必要な調査又は質問をさせることができる。

3　都道府県知事は，第1項の許可状（以下「許可状」という。）を請求する場合においては，児童虐待が行われている疑いがあると認められる資料，臨検させようとする住所又は居所に当該児童が現在すると認められる資料及び当該児童の保護者が第9条第1項の規定による立入り又は調査を拒み，妨げ，又は忌避したことを証する資料を提出しなければならない。

4　前項の請求があった場合においては，地方裁判所，家庭裁判所又は簡易裁判所の裁判官は，臨検すべき場所又は捜索すべき児童の氏名並びに有効期間，その期間経過後は執行に着手することができずこれを返還しなければならない旨，交付の年月日及び裁判所名を記載し，自己の記名押印した許可状を都道府県知事に交付しなければならない。

5　都道府県知事は，許可状を児童の福祉に関する事務に従事する職員に交付して，第1項の規定による臨検又は捜索をさせるものとする。

6　第1項の規定による臨検又は捜索に係る制度は，児童虐待が保護者がその監護する児童に対して行うものであるために他人から認知されること及び児童がその被害から自ら逃れることが困難である等の特別の事情から児童の生命又は身体に重大な危険を生じさせるおそれがあることにかんがみ特に設けられたものであることを十分に踏まえた上で，適切に運用されなければならない。

（臨検又は捜索の夜間執行の制限）
第9条の4　前条第1項の規定による臨検又は捜索は，許可状に夜間でもすることができる旨の記載がなければ，日没から日の出までの間には，してはならない。

2　日没前に開始した前条第1項の規定による臨検又は捜索は，必要があると認めるときは，日没後まで継続することができる。

（許可状の提示）
第9条の5　第9条の3第1項の規定による臨検又は捜索の許可状は，これらの処分を受ける者に提示しなければならない。

（身分の証明）
第9条の6　児童の福祉に関する事務に従事する職員は，第9条の3第1項の規定による臨検若しくは捜索又は同条第2項の規定による調査若しくは質問（以下「臨検等」という。）をするときは，その身分を示す証票を携帯し，関係者の請求があったときは，これを提示しなければならない。

（臨検又は捜索に際しての必要な処分）

第9条の7　児童の福祉に関する事務に従事する職員は，第9条の3第1項の規定による臨検又は捜索をするに当たって必要があるときは，錠をはずし，その他必要な処分をすることができる。

（臨検等をする間の出入りの禁止）

第9条の8　児童の福祉に関する事務に従事する職員は，臨検等をする間は，何人に対しても，許可を受けないでその場所に出入りすることを禁止することができる。

（責任者等の立会い）

第9条の9　児童の福祉に関する事務に従事する職員は，第9条の3第1項の規定による臨検又は捜索をするときは，当該児童の住所若しくは居所の所有者若しくは管理者（これらの者の代表者，代理人その他これらの者に代わるべき者を含む。）又は同居の親族で成年に達した者を立ち会わせなければならない。

2　前項の場合において，同項に規定する者を立ち会わせることができないときは，その隣人で成年に達した者又はその地の地方公共団体の職員を立ち会わせなければならない。

（警察署長に対する援助要請等）

第10条　児童相談所長は，第8条第2項の児童の安全の確認を行おうとする場合，又は同項の一時保護を行おうとし，若しくは行わせようとする場合において，これらの職務の執行に際し必要があると認めるときは，当該児童の住所又は居所の所在地を管轄する警察署長に対し援助を求めることができる。都道府県知事が，第九条第一項の規定による立入り及び調査若しくは質問をさせ，又は臨検等をさせようとする場合についても，同様とする。

2　児童相談所長又は都道府県知事は，児童の安全の確認及び安全の確保に万全を期する観点から，必要に応じ迅速かつ適切に，前項の規定により警察署長に対し援助を求めなければならない。

3　警察署長は，第一項の規定による援助の求めを受けた場合において，児童の生命又は身体の安全を確認し，又は確保するため必要と認めるときは，速やかに，所属の警察官に，同項の職務の執行を援助するために必要な警察官職務執行法（昭和23年法律第136号）その他の法令の定めるところによる措置を講じさせるよう努めなければならない。

（調　書）

第10条の2　児童の福祉に関する事務に従事する職員は，第9条の3第1項の規定による臨検又は捜索をしたときは，これらの処分をした年月日及びその結果を記載した調書を作成し，立会人に示し，当該立会人とともにこれに署名押印しなければならない。ただし，立会人が署名押印をせず，又は署名押印することができないときは，その旨を付記すれば足りる。

（都道府県知事への報告）

第10条の3　児童の福祉に関する事務に従事する職員は，臨検等を終えたときは，その結果を都道府県知事に報告しなければならない。

（行政手続法 の適用除外）

第10条の4　臨検等に係る処分については，行政手続法（平成5年法律第88号）第3章の規定は，適用しない。

（審査請求の制限）

第10条の5　臨検等に係る処分については，審査請求をすることができない。

（行政事件訴訟の制限）

第10条の6　臨検等に係る処分については，行政事件訴訟法（昭和37年法律第139号）第37条の4の規定による差止めの訴えを提起することができない。

ハイフレックス型授業のための 子どもの健康と安全 〈資料集〉

2023 年 2 月 1 日 第 1 版第 1 刷発行

●編著者	ななみ書房編集部
●発行者	長渡 晃
●発行所	有限会社 ななみ書房
	〒 252-0317 神奈川県相模原市南区御園 1-18-57
	TEL 042-740-0773
	http://773books.jp
●デザイン	内海 亨
●印刷・製本	協友印刷株式会社

©2023 NANAMI SHOBO Ltd.
ISBN978-4-910973-11-1
Printed in Japan